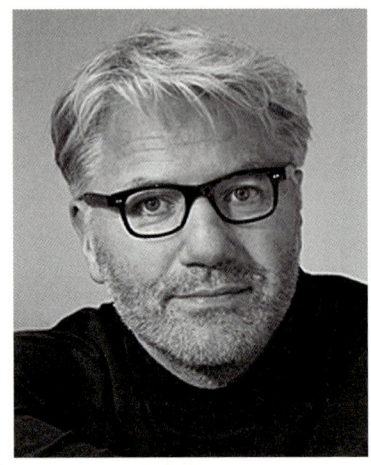

ro
ro
ro

Der Autor

Michael Bohne ist Facharzt für Psychiatrie und Psychotherapie und einer der renommiertesten Weiterentwickler für Energetische Psychologie in Deutschland. Sein Arbeitsschwerpunkt liegt im Auftritts-Coaching für Opernsänger und klassische Musiker. Er trainiert verschiedene Profiorchester im Bereich High Peak Performance und effizientes Stressmanagement und ist Gastdozent an mehreren Musikhochschulen. Darüber hinaus ist er Trainer für Fernseh- und Radiomoderatoren von ARD und ZDF, Coach und Trainer für diverse Unternehmen, wie z.B. NDR, NORD/LB, VW Coaching. Er ist Berater und Coach für das Schulprojekt des Club of Rome Deutschland. Mehr über Michael Bohne unter www.dr-michael-bohne.de, Kontakt unter post@dr-michael-bohne.de

Lieferbar: Michael Bohne: Klopfen gegen Lampenfieber (sach 62372)
Dirk Treusch: Klopfen gegen Rauchen (sach 62411)
Uta Kronshage: Klopfen gegen Schmerzen (sach 62442)
Heike Mehmke: Klopfen gegen Arbeitsfrust (sach 62454)

Dr. Michael Bohne

Feng Shui

gegen das Gerümpel

im Kopf

Blockaden lösen mit Energetischer Psychologie

Rowohlt Taschenbuch Verlag

Hinweis

Dieses Buch informiert u. a. über eine neue Stressreduktions-Psychologie, deren Stärke u. a. darin liegt, dass sie auch als Selbsthilfetechnik genutzt werden kann. Die beschriebenen Techniken haben sich in der Praxis als sicher und effektiv bewährt. Natürlich kann es immer passieren, dass das Klopfen nicht wirkt, da man bei der Selbstanwendung etwas nicht bedacht hat oder da man sich nicht auf den für das belastende Thema relevanten Aspekt eingeschwungen hat.

Wer mittels der beschriebenen Klopftechniken eigene Anliegen behandelt, tut dies auf eigene Verantwortung hin. Autor und Verlag beabsichtigen nicht, individuelle Diagnosen zu stellen oder dezidierte Therapieempfehlungen zu geben. Die hier beschriebenen Techniken und Übungen sind nicht als Ersatz für eine professionelle Behandlung bei gesundheitlichen Problemen oder größeren psychischen Störungen zu verstehen, sondern sollen ermöglichen, erste eigene Anwendungserfahrungen mit den Klopftechniken zu machen.

Wer professionell Patienten oder Klienten mit der Klopftechniken behandeln möchte, sollte sich trotz der bisweilen einfach anmutenden Techniken unbedingt darin von einem erfahrenen Ausbilder ausbilden lassen.

11. Auflage Januar 2015

Originalausgabe
Veröffentlicht im Rowohlt Taschenbuch Verlag, Reinbek bei Hamburg, Oktober 2007
Copyright © 2007 by Rowohlt Verlag GmbH, Reinbek bei Hamburg
Lektorat Bernd Gottwald
Umschlaggestaltung ZERO Werbeagentur, München
(Foto: Zoe/zefa/Corbis)
Foto des Autors Jan Engelking
Illustrationen Marcus Zimmermann, deluzi Berlin, www.deluzi.de
Satz aus der Scala PostScript (InDesign) bei KCS GmbH, Stelle bei Hamburg
Druck und Bindung CPI books GmbH, Leck, Germany
ISBN 978 3 499 62243 4

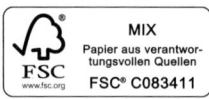

MIX
Papier aus verantwortungsvollen Quellen
FSC
www.fsc.org
FSC® C083411

Das für dieses Buch verwendete Papier ist FSC®-zertifiziert.

Inhalt

Meridianklopfen, Feng Shui und das Gerümpel im Kopf

Das Gerümpel im Kopf – Die häufigsten Energieräuber

Die Entrümpelungsanleitung

Für Fee und Luna

Meridianklopfen,

Feng Shui und das

Gerümpel im Kopf

Einleitung

«Der Körper ist die Bühne der Gefühle.» Antonio Damasio

Bei alledem, was man zurzeit über die Klopftechniken der Energetischen Psychologie weiß, kann man sagen, dass sie ein großes Potential haben, belastende Gefühle zu reduzieren. Wie dies jedoch genau geschieht, ist aus wissenschaftlicher Sicht noch nicht geklärt. Viele Beobachtungen sprechen eigentlich dagegen, dass das Klopfen aufgrund einer Beeinflussung des so genannten Meridiansystems, also des körpereigenen Energiesystems, wirkt. Es spricht hingegen vieles dafür, dass das Erleben von Selbstwirksamkeit, die Verbesserung der Selbstbeziehung, die Beeinflussung des körperlichen Erlebens und eine dezidierte Aktivierung verschiedener Hirntätigkeiten eine wesentliche Rolle spielen. Während des Klopfens muss unser Gehirn nämlich verschiedene weitere Tätigkeiten ausführen, was dazu führt, dass es ihm schwerfällt, das belastende Gefühl aufrechtzuerhalten. Der emotionale Stress löst sich meist in erstaunlich kurzer Zeit auf.

Deshalb halten viele Anwender[1] aus der wissenschaftlich begründeten Psychotherapie nicht so sehr energetische Phänomene für entscheidend für die Wirksamkeit als vielmehr neurobiologische Gründe, wie z.B. die Wechselwirkungen zwischen Körper und Psyche, die man auch als *Embodiment* bezeichnen kann.

Feng Shui ist die Kunst, die äußere Welt so zu gestalten, dass sich der Mensch darin wohl und geborgen fühlen kann. Das Hauptanliegen des Feng Shui ist es, natürlich vorkommende Energien frei fließen zu lassen, sodass die Umgebung einen günstigen Einfluss auf den Menschen und seine Befindlichkeit haben kann. Wenn wir aus westlicher Sicht auf das Thema Feng Shui schauen, so könnten wir uns fragen, wer entscheidet denn da eigentlich, ob die Energie in einem Raum, das Feng Shui also, gut oder schlecht ist?

Letztendlich werden Sie es selbst entscheiden müssen. Ihre Messinstrumente sind Ihre Körperreaktionen, Ihre Gedanken und Ihre Gefühle, natürlich inklusive Ihres Bauchgefühls, das heute auch *somatischer Marker* oder *Intuition* genannt wird und von der Neurobiologie bis hin zum Management für Furore sorgt.

In unserem Bauchraum befinden sich mehr Nervenzellen als im gesamten Rückenmark, und es gibt ein Vielfaches an Nervenbahnen, die vom Bauchraum zum Gehirn ziehen, als umgekehrt. Das heißt also, die Natur hat es für sinnvoll erachtet, dass unser Gehirn das, was unser Bauch spürt, mit hoher Wahrscheinlichkeit auch mitbekommt. Unsere Körpergefühle dürften also einen wesentlichen Anteil daran haben, ob wir uns in einem Raum und in unserer Haut wohl fühlen oder nicht. Der Körper fungiert quasi als Antenne für die Energien eines Raumes und für das Vorhandensein von Gerümpel im Kopf.

Ob mir ein Raum, ein Gefühl oder ein Gedanke guttut oder schadet, kann nicht durch ein wie auch immer geartetes, außerhalb von mir liegendes Ordnungsprinzip entschieden werden, sondern nur durch mich selbst als empfindenden Menschen.

Ich betrachte deshalb die Energetische Psychologie und Feng Shui nicht als geschlossene Glaubens- oder Wirklichkeitssysteme, sondern als Metaphern.

Hinzu gesellt sich hier die sportlich gemeinte Metapher von der Entrümpelung unseres Kopfes. Sie erlaubt es, mit etwas humorvoller Distanz über Dinge zu sprechen, die im täglichen Leben eben oft nicht gerade lustig sind, sondern aus denen vielfach ernsthaftes Leid entsteht.

Selbst wenn Sie nun also nichts mit Meridianen, Akupunkturpunkten und Energien oder gar mit Feng Shui anfangen können, lade ich Sie ein dranzubleiben; es könnte sich lohnen.

DER ENERGIEBEGRIFF IN DEN VERSCHIEDENEN KULTUREN

In vielen Kulturkreisen sind solche Energien wie Qi oder andere nicht sichtbare, aber doch irgendwie spürbare Energien bekannt. Ob es sich dabei um identische Phänomene mit unterschiedlichen Namen handelt oder ob es sich um unterschiedliche Formen von Lebenskraft oder Energie handelt, ist nicht geklärt[2] und soll hier nicht weiter vertieft werden. In Indien nennt man diese Energie prana, in Tibet lung, auf Hawaii mana, im jüdischen Kulturkreis cheim, im islamischen Kulturkreis ruh, in Ägypten ka bzw. ga-ilamain, im hinduistischen Kulturkreis akasha, bei Paracelsus archaeus, in der Terminologie des Galen physis und pneuma und bei Hippokrates vis medicatrix naturae. Die Vorsokratiker benutzten den Begriff enérgeia, was so viel bedeutete wie «die Wirksamkeit, die Betätigung oder die Tatkraft», kurz jegliche Aktivität[3]. Auch medizinhistorisch gesehen wurden von vielen Ärzten und Wissenschaftlern verschiedene Energieformen beschrieben. Der Arzt Franz Anton Mesmer, der im 18. Jahrhundert den Mesmerismus, einen Vorläufer der modernen Hypnose, begründete, hat eine Form von Energie beschrieben, die er als animalischen Magnetismus benannt hat. Seine Zeitgenossen gingen von einer einheitlichen Naturkraft aus, die sie fluidum nannten. Der Freud-Schüler Wilhelm Reich spricht von Lebensenergie bzw. von primordialer kosmischer Energie, und Freud selbst baute sein System ja auch auf einen energetischen Aspekt auf, und zwar auf eine Triebenergie, die er Libido nannte, jene psychophysische Energie, die seiner Auffassung nach unser Unbewusstes maßgeblich beherrscht.

Viele Menschen gehen auch heute fest davon aus, dass wir eine Lebensenergie haben, die auch dafür verantwortlich ist, ob wir gesund oder krank, glücklich oder depressiv sind.

Die moderne Physik ist dabei, verschiedenste bioenergetische Felder zu entdecken[4]. Diese finden sich z. B. im und um den menschlichen Körper, da jeder Stromfluss ein biomagnetisches Feld um sich herum erzeugt, so natürlich auch der Stromfluss innerhalb unseres Nervensystems. Dieses elektromagnetische Feld kann man mittlerweile mittels eines sogenannten SQUID-Magnetometers messen. Es scheint nicht mehr lange zu dauern, und die jahrtausendealten Beschreibungen von Energien, wie z. B. Qi, können auch in der Sprache der modernen Physik dokumentiert und erklärt werden.

Was ist überhaupt Gerümpel im Kopf?

Gerümpel blockiert den Energiefluss eines Raumes und verschlechtert somit sein Feng Shui. Hier setze ich nun an, wenn ich vorschlage, Feng Shui als Metapher zu nutzen, um das Gerümpel in unseren Köpfen aufzuspüren. Unser Kopf steht hier quasi als Metapher für unsere Gedanken und Gefühle. Gedankliches und emotionales Gerümpel verstellt in diesem Bild den freien Energiefluss in uns und führt somit zu Entwicklungsblockaden. Unser Gerümpel verhindert, dass wir in Harmonie mit uns und unserer Umwelt leben können und dass wir unsere Potenziale entfalten.

Im Weiteren werde ich mich auf den Energiefluss *in* uns, das Gerümpel *in* uns und die Entrümpelung unseres gedanklichen und emotionalen Ballasts beziehen. Sie halten also kein konventionelles Feng-Shui-Buch in den Händen, sondern ein Buch, das einige Sichtweisen des Feng Shui nutzt, um auf das eigene emotionale und gedankliche Gerümpel zu schauen und dieses dann mittels der Energetischen Psychologie zu entrümpeln. In der Traditionellen Chinesischen Medizin (TCM) geht man davon aus, dass Blockaden (sozusagen Gerümpel) in den Meridianen, also den Energiebahnen des Menschen, zu körperlichen oder psychischen Problemen führen. In der TCM werden seit ein paar tausend Jahren solche Blockaden mittels Akupunktur gelöst.

Seit einigen Jahrzehnten gibt es spezielle Meridian-Klopftechniken, mit denen man die emotionalen und gedanklichen Blockaden ganz gezielt lösen kann. Es sind die Klopftechniken der Energetischen Psychologie. In der Energetischen Psychologie werden die Akupunkturpunkte nicht genadelt, sondern beklopft. Doch dazu weiter unten mehr. Jetzt möchte ich zunächst noch einmal auf das Gerümpel im Kopf eingehen.

Gerümpel, könnte man sagen, ist ein Sammelsurium an mittlerweile unnützen Dingen, die teils schon immer unnütz waren, teils eine mehr oder weniger belanglose Bedeutung hatten oder die teils einmal sehr wichtig für jemanden bzw. für einen selbst waren. Aber jetzt sind sie in einem Aggregatzustand, den man auch als *über-flüssig* bezeichnen könnte, und rauben einem nur noch Platz und Energie. Denn je energetisch höher ein Aggregatzustand schon in der Physik ist – und *über-flüssig* ist eben energetisch höher als *flüssig* –, desto mehr Raum beansprucht er. Dies scheint im übertragenen Sinne ähnlich zu sein. Gerümpel verbraucht mehr Platz, als es eigentlich einnimmt, und es verbraucht auf subtile Art Energie. Jeder kennt das wahrscheinlich, einen Raum, in dem es drunter und drüber geht, der vollgerümpelt ist, betreten wir ungern, und wenn wir ihn betreten haben, verlassen wir ihn schnell wieder. Er entzieht uns irgendwie Energie. Dies hat zur Folge, dass wir es *vermeiden*, diesen Raum zu betreten. Genauso verhält es sich mit unseren *Kopfräumen*. Die Themen, in denen wir Gerümpel angesammelt haben, z. B. die Beziehung zu den eigenen Eltern, vermeiden wir häufig. Dies hat zur Folge, dass sich bei diesen Themen mehr und mehr Gerümpel anhäuft. Wenn wir nun an diese Themen denken, dann fühlt sich das angestrengt oder energielos an. Das wiederum bewirkt, dass wir immer mehr Gerümpel ansammeln, welches uns die Energie für die nächsten wichtigen Schritte im Leben raubt. So kommt es, dass wir manchen für uns wichtigen Schritt nicht gehen, weil uns dafür einfach die Energie fehlt.

GERÜMPEL[5]

Begriff aus dem 13.–16. Jh., mittelhochdeutsch gerumpel, gerümpel bedeutet eigentlich «Getöse». Die Bedeutung «alter Hausrat» stammt wohl von der Bezeichnung des (nachlässigen) Transports solcher Gegenstände.

Eine Sprachwurzel weist also auf eine Verwandtschaft zu dem Wort «Getöse» hin. Dies ist ein schönes Bild für das, was Kopfgerümpel so anstellen kann. Es macht ein Getöse, das uns vom klaren und zielgerichteten Denken, Fühlen und Handeln abhält.

Wer einmal das Buch von Karen Kingston über *Feng Shui gegen das Gerümpel des Alltags*[6] gelesen hat, wird vermutlich etwas verblüfft die Erfahrung gemacht haben, wie sehr das Gerümpel des Alltags unsere Energien blockieren kann und vor allem welches Maß an Energien plötzlich frei wird und zur Verfügung steht, wenn man seine Rumpelecken und Rumpelkammern lüftet und entrümpelt.

Mit den immer bekannter werdenden und immer weitere Verbreitung findenden Klopftechniken der Energetischen Psychologie können wir unser emotionales und kognitives Leben ordnen. Diese Psychotherapieinnovation ermöglicht ein hervorragendes emotionales Selbstmanagement. Sie ist darüber hinaus eine sehr wirksame Ergänzungstechnik innerhalb der wissenschaftlich anerkannten Psychotherapien. Die Energetische Psychologie wird von zunehmend mehr ärztlichen, psychologischen und heilkundlichen Psychotherapeuten, Coaches, Sport-Coaches und Spezial-Therapeuten mit Erfolg in ihre bisherige Arbeiten integriert.

Das Wirkmodell der Energetischen Psychologie besagt, dass – metaphorisch gesprochen – *Gerümpel* in den Meridianen, den Energiebahnen des Menschen, zu emotionalen Problemen und schwächenden Denkmustern führt. Das Gerümpel befindet sich somit nicht nur im Kopf, wie der Titel dieses Buches vermuten lassen könnte. Die Meridiane durchziehen jedoch auch den Kopf und das Gehirn. Durch das Beklopfen bestimmter Akupunkturpunkte lassen sich diese Blockaden und Dysbalancen lösen bzw. harmonisieren. Dieses energetische *Gerümpel* kann eine Unterbrechung, Blockade, energetische Narbe oder Dysbalance im Meridian sein. Das Meridiansystem wird auch als Informationsspeicher für erlebte (energetische) Verletzungen verstanden.

Somit stellt deren Behandlung auch eine Befriedung der Vergangenheit dar. Mit den Klopftechniken der Energetischen Psychologie kann der freie Fluss der Energien gefördert werden, wodurch sich negative und blockierende Emotionen und Denkmuster verändern lassen. Darüber hinaus wird durch das Klopfen gebundene Energie direkt wieder freigesetzt. Das Gerümpel wird sozusagen in bare Münze, nämlich freiwerdende Energie, eingetauscht: Energetische Psychologie, das Beklopfen von Akupunkturpunkten, quasi als *Feng Shui für die Seele.*

Besonders wertvoll erscheinen mir die Klopftechniken auch, da man sie zu großen Teilen als emotionales und kognitives Selbstmanagement an sich selbst, also ohne fremde Hilfe, anwenden kann, wodurch man eine positive Selbstwirksamkeitserfahrung macht. Natürlich hat das Selbstmanagement dort seine Grenzen, wo ich alleine keine positiven Wirkerfahrungen mehr mache, wo ich stagniere oder wo es mir durch die Beschäftigung mit meinem emotionalen und kognitiven Gerümpel schlechter geht als zuvor. An diesem Punkt sollten Sie es sich erlauben, sich Unterstützung von außen zu gönnen.

Hier soll nicht der Ort sein, zu untersuchen und zu reflektieren, was an der Energetischen Psychologie wirksam ist und was nicht, denn das ist trotz aller beeindruckenden Beobachtungen wissenschaftlich gesehen noch nicht hinreichend geklärt. Es sprechen übrigens immer mehr Beobachtungen dafür, dass die Wirksamkeit der Klopftechniken gar nicht so viel mit den so genannten Meridianen zu hat. Es scheint viel eher so zu sein, dass die gleichzeitige Stimulation des Körpers (vermittels Klopfen von Akupunkturpunkten), während man an ein belastendes Gefühl denkt, zu einer Entkoppelung der belastenden Emotionen führt. *Dass* die Klopftechniken der Energetischen Psychologie bei emotionalem Stress meistens erstaunlich und schnell wirksam sind, daran dürfte wohl niemand mehr ernsthaft zweifeln. Bitte sehen Sie es mir nach, wenn ich es im weiteren Verlauf nicht unterlassen kann, den einen oder anderen kleinen Exkurs in die Welt der Wirkhypothesen zu unternehmen. Ich werde diese Ausflüge ausdrücklich kennzeichnen, damit Sie sie überspringen können, wenn Sie nicht an theoretischen Erklärungen interessiert sein sollten.

Die Klopftechniken der Energetischen Psychologie

Gefühle hängen eng mit Körperwahrnehmungen zusammen. Deshalb erscheint es nur logisch, den Körper bei der Veränderung negativer Gefühlszustände mit einzubeziehen. Die Energetische Psychologie ist eine Technik, mit der basierend auf der Meridiantheorie, ähnlich wie in der Akupunktur, das Energiesystem des Körpers beeinflusst wird. In den letzten Jahren erlebten die verschiedenen Techniken der Energetischen Psychologie einen wahren Boom. Dies ist in sofern sehr verständlich, als sich mit diesen neuen Techniken viele negative Gefühlszustände sehr gut und schnell auflösen lassen.

Seit dem Beginn des 21. Jahrhunderts verbreiten sich die so genannten energetischen Klopftechniken mit atemberaubender Geschwindigkeit. Denn: Wer heilt, hat recht heißt ein bekanntes Sprichwort.

Wurzeln und Ursprung

Die Wurzeln der energetischen Klopftechniken sind bis zu 5000 Jahre alt und liegen in der Akupunkturlehre des alten China. Bereits die alten chinesischen Akupunkteure wussten, dass das Nadeln bestimmter Punkte Auswirkungen auf den Gemütszustand der Menschen hat. Das Klopfen von Akupunkturpunkten zur Behandlung von emotionalen Problemen hat jedoch nicht in China, sondern in den USA das Licht der Welt erblickt. Das liegt sicher daran, dass sich die uns bekannten Psychotherapiemethoden allesamt in der westlichen Welt, also dort, wo mehr auf das Individuum geschaut wurde, entwickelt haben. Psychotherapie ist eine Blüte des Individualismus, und von daher hat sie sich in China bislang kaum etabliert.

Es waren vor allem zwei Pioniere, die das Klopfen und den so genannten Muskeltest für die Behandlung von psychologischen Problemen entdeckten. Der australische Psychiater und Psychoanalytiker John Diamond hatte einen Weiterbildungskurs in Applied Kinesiology

(AK) absolviert, einer ärztlichen chiropraktischen Behandlungstechnik mit ganzheitlichem Anspruch, in der verschiedene alternative und sehr wirksame Therapiestrategien kombiniert werden und in der mittels manueller Muskeltests Einflüsse diagnostiziert werden können, die den Körper schwächen[7]. Der amerikanische Psychologe Roger Callahan war der andere Pionier, der das Klopfen zur Behandlung emotionaler Probleme weiterentwickelte. Der Ingenieur und Coach Gary Craig hat aus der ersten Generation der Klopftechniken eine für die Selbstbehandlung sehr gut nutzbare, weil sehr einfach anzuwendende Technik (EFT[8]) weiterentwickelt, und mein Lehrer in Energetischer Psychologie, der amerikanische Psychologe Fred Gallo, hat verschiedene wirksame Techniken zusammengefasst und einen sehr differenzierten eigenen Ansatz entwickelt (EDxTM[9]).

Mein persönliches Anliegen in der Fortbildung von Ärzten, Psychotherapeuten und Coaches ist es, die Klopftechniken optimal in die bestehenden unterschiedlichen Behandlungs- und Beratungstechniken zu integrieren und sehr nah dran an dem zu sein, was Menschen, die ein Problem haben, erleben und was sie blockiert. Bei der Behandlung lege ich das Hauptaugenmerk auf die belastenden oder dysfunktionalen Gefühle und die dysfunktionalen Glaubenssätze, das sind negative Überzeugungen, die uns in unserer Entwicklung blockieren können. Diese gilt es zu verändern, sodass die vorhandenen Ressourcen des Klienten besser zur Wirkung kommen können. Deshalb nenne ich diese Herangehensweise auch PEP, Prozess- und Embodiment- fokussierte Psychologie. Prozessorientiert heißt also, nah am Menschen und an seinen Äußerungen zu sein und nicht stumpf einer Technik oder Methode zu folgen, die vorgibt, was zu tun sei. Es scheinen viel eher neurobiologische Wirkkomponenten für die rasche Hilfe verantwortlich zu sein.

Die erste Patientin, bei der Callahan die Klopftechnik ausprobiert hatte, war eine Frau, die zeit ihres Lebens an einer sehr ausgeprägten Wasserphobie litt[10]. Sie konnte sich weder am Meer noch an einem Schwimmbecken aufhalten, ohne massive Ängste und Magen- und Kopfschmerzen zu bekommen, ja sie hatte sogar Angst vor Regen. Callahan hatte mit ihr zuvor eineinhalb Jahre Verhaltenstherapie gemacht, was jedoch keine wesentliche Besserung gebracht hatte.

Einen Tag nach dem Besuch eines Workshops in Applied Kinesiology (AK) wandte er die Klopftechnik das erste Mal in seiner Praxis bei genau dieser Patientin an, und das, was er erlebte, hat nicht nur ihn und seine Patientin tief beeindruckt. Nach nur eineinhalb Minuten Klopfen war die Angst verschwunden. Die Patientin konnte an den Rand des Schwimmbeckens gehen, lief an das tiefe Ende des Beckens und spritzte sich Wasser ins Gesicht. Sie konnte es kaum glauben. Die darauf folgende Nacht nannte sie ihre Nacht der Freiheit. Es gab nämlich ein großes Gewitter mit viel Regen, was sie sonst immer massiv verängstigt hatte. Nun verspürte sie den Drang, zum Meer zu fahren und sich das Gewitter und den Regen dort anzuschauen. Sie fuhr zum Meer und berichtete Callahan später: «Wie ich so dastand, ganz allein, fühlte ich eine tiefe innere Freude in mir aufsteigen.» Ihre lebenslange Angst war zu Ende.

Selbst wenn diese Fallgeschichte sehr «amerikanisch» klingt, ist eine solch schnelle Veränderung bei Ängsten aufgrund unserer Beobachtungen ohne weiteres vorstellbar.

Da sich die unterschiedlichen Klopftechniken nicht wesentlich unterscheiden, wird hier immer von Energetischer Psychologie im Allgemeinen gesprochen. Die verschiedenen Techniken und ihre jeweiligen Vertreter haben aber sehr wohl unterschiedliche Erklärungen, warum das Klopfen wirkt, und deutliche Abgrenzungsbestrebungen untereinander. Die Diskussion, woran es nun wirklich liegt, dass die Energetische Psychologie wirkt und welche einzelnen Techniken evtl. besser wirken als die anderen, soll hier nicht geführt werden.

Psychische Umkehrung – Von der Selbstsabotage zur Selbstannahme

Callahan und Diamond begriffen sehr schnell, dass man einige Techniken aus der Applied Kinesiology (AK) auch in der Psychotherapie anwenden kann, und sie experimentierten damit, ihre Klienten bestimmte Akupunkturpunkte klopfen zu lassen, was zu erstaunlichen Ergebnissen führte. Sie beobachteten, wie der überwiegende Teil der Menschen, die sie mit dieser neuen Klopftechnik behandelten, ihre negativen Gefühle in wenigen Minuten auflösten. Allerdings gab es noch immer zirka ein Drittel der Klienten, bei denen die einfachen Klopftechniken nicht ausreichend oder gar nicht gewirkt hatten. Dies führte zu der Hypothese, dass es Persönlichkeitsanteile geben musste, die *gegen* die bewusst gewünschte Veränderung arbeiteten.

Bei der *psychischen Umkehrung* handelt es sich aus Sicht der Energetischen Psychologie um einen inneren Zustand der Verneinung, eine Selbstsabotage des zu behandelnden Themas. Psychische Umkehrung wurde das Phänomen übrigens von den Pionieren der Energetischen Psychologie genannt, da man davon ausging, dass der Energiefluss in den Meridianen in solchen Fällen genau umgekehrt ist. Außerdem wurde dieser Begriff gewählt, weil die Menschen genau das Gegenteil von dem machen, was ihnen eigentlich guttut und was sie eigentlich wollen. Selbstsabotage eben.

Manchmal sabotiert uns in der Gegenwart etwas, das von uns eigentlich als Selbstschutz gedacht oder beabsichtigt war. Dies könnte man auch dysfunktionalen Selbstschutz nennen. Für uns westlich sozialisierte Menschen ist der Begriff *Selbstsabotage* verständlicher als *psychische Umkehrung*, da wir nicht so sehr in energetischen, sondern eher in psychologischen Kategorien denken.

Roger Callahan hat das Konzept der psychischen Umkehrung wohl als Erster beschrieben. Callahan berichtete von der Beobachtung einer psychischen Umkehrung bei einer übergewichtigen Patientin, die seit Jahren erfolglos immer wieder versuchte abzunehmen[11]. Er wandte das Muskeltestverfahren an, indem er sie ihren linken Arm horizontal ausstrecken ließ, während er die Stärke ihres Deltamuskels testete, indem er ihren Arm nach unten drückte, und sie versuchte, seinem Druck Widerstand entgegenzusetzen. Zunächst konnte sie seinem Druck widerstehen, der Muskel testete «stark», der Arm ließ sich also nicht runterdrücken. Dann forderte er sie auf, sich vorzustellen, sie sei so dünn, wie sie es gerne sein wollte. Anstatt stark zu testen, wie man bei diesem Bild, das ihr *bewusst* so sehr gefiel, erwarten würde, testete sie jedoch schwach. Ähnliche Ergebnisse gab es, als sie aussprach, sie wolle dünn sein. Ihr Muskel testete wieder schwach. Als Callahan sie sagen ließ, sie wolle zunehmen, testete der Muskel stark.

Das Phänomen der psychischen Umkehrung hatte Freud im Grunde bereits ca. 100 Jahre zuvor als *Widerstand* beschrieben. Nun haben Callahan und Diamond jedoch ihre Klienten nicht auf die Couch gelegt und hunderte von Stunden abgewartet, bis sich diese Blockaden von selbst zeigten, sondern sie haben quasi einen Provokationstest (S. 163) angewandt, mit dem sie das Energiesystem des Klienten getestet haben. Für diesen Test gaben Callahan und Diamond dem Klienten einen Satz vor, den dieser aussprechen sollte. Daraufhin wurde geschaut, ob dieser Testsatz den Körper schwächte oder ob er keine negativen Auswirkungen auf die Kraft des Körper hatte. Hierzu nutzten sie den Muskeltest, den sie ja bereits in der AK kennengelernt hatten. Der Test sollte zeigen, ob eine innerliche Blockade, ein dysfunktionaler Glaubenssatz oder ein sogenanntes Selbstsabotagemuster den Prozess der Stressreduktion sabotiert oder nicht. Wenn dies so war, so suchten sie einen Akupunkturpunkt, der diese Schwächung aufhob, und behandelten diesen dann. Bei der Behandlung wurde der betroffene Akupunkturpunkt geklopft und gleichzeitig ein Behandlungssatz ausgesprochen, der in seiner Kernaussage eine bedingungslose Selbstakzeptanz beinhaltete. Dieser Behandlungssatz hatte immer folgende Struktur: «Auch wenn ich dieses Problem habe, *liebe und akzeptiere ich mich so, wie ich bin.*»

Diese selbstakzeptierende Behandlung der einschränkenden Glaubenssätze und Selbstsabotagemanöver stellt auch heute noch einen wesentlichen Anteil des energetischen Entrümpelns dar. Viele Menschen sagen, dass sie sich doch aber nicht akzeptieren könnten, da sie ja dieses

Problem hätten. Genau hier liegt eines der Hauptprobleme, warum sich belastendes emotionales Gerümpel oft so hartnäckig konserviert und auch noch nach Jahren frisch und munter ist. Wenn ich mich dafür ablehne, dass ich ein Problem habe, dann richte ich Energien gegen mich selbst und verhindere somit, dass es mir bessergehen kann. Denn warum sollte es mir bessergehen? Ich habe mich ja gerade selbst dafür bestraft, dass ich das Problem immer noch habe, und bin ungnädig und abweisend zu mir selbst. So etwas könnte man auch selbstsabotierende Selbstbeziehung nennen. Auch eine Rumpelkammer kann ich nur dann entrümpeln, wenn ich mir zuvor eingestehe, dass ich überhaupt Gerümpel habe.

Und wann ist denn mehr Energie da, um aufzuräumen? Wenn ich mich dafür ordentlich entwerte, dass ich Gerümpel angesammelt habe? Oder wenn ich mit mir und meinem Gerümpel, das ja teilweise früher einmal sehr wertvoll für mich war, liebevoll und wohlwollend umgehe? Entscheiden Sie selbst.

In der Applied Kinesiology (AK), den verschiedenen kinesiologischen Richtungen und der Energetischen Psychologie könnte man nun mittels eines Muskeltests überprüfen, ob der Körper nach dem Aussprechen eines diagnostischen Testsatzes mit einer Schwächung reagiert oder nicht. Da der Muskeltest jedoch eine relativ hohe Fehlerwahrscheinlichkeit hat und leider von vielen Anwendern immer noch als Wahrheitsfindungsinstrument missverstanden wird, spricht vieles dafür, ihn in einer seriösen Psychotherapie oder im Coaching nicht zu verwenden. Ich habe deshalb eine *intuitive* Selbsttestung beschrieben.

Indem wir vorgegebene provokative Sätze aussprechen und dann auf unsere *intuitive* Reaktion achten, können wir zu spüren üben, ob ein ausgesprochener Testsatz vom Körper mit energetischer Stärkung oder Schwächung beantwortet wird. Dieses Vorgehen soll auch dazu führen, dass die intuitiven Kompetenzen und die Körperbeachtung immer besser geschult werden. Der Test soll dabei behilflich sein, dass Sie anhand Ihrer energetischen, intuitiven Reaktion immer deutlicher spüren, ob eine Aussage Sie stärkt oder schwächt.

Ob wir einen Muskeltest durchführen, der uns zeigt, welche Punkte uns stärken, oder ob wir in uns hineinspüren und wir dabei merken, welche Punkte uns stärken, ist prinzipiell das Gleiche. Das In-sich-Hineinspüren ist sogar noch eleganter, weil es uns unabhängig von einem Tester macht und wir immer besser lernen, auf unsere inneren Signale, unsere somatischen Marker, unsere Intuition, unser Bauchgefühl zu achten.

Wirkhypothesen der Energetischen Psychologie

Warum nun wirkt das Klopfen eigentlich? Ohne hier in eine wissenschaftliche Abhandlung abdriften zu wollen, möchte ich einige Wirkhypothesen anführen[12].

Aus heutiger Sicht kann man sagen, dass das Klopfen auf sehr interessante Weise in den beiden Hirnregionen seine Wirkung vollzieht, in denen wir unser Gerümpel konservieren: im Gefühlshirn, auch Säugetierhirn oder limbisches System genannt, und in der Großhirnrinde, dem Ort unserer Persönlichkeit, unserer Werte, unserer Sprache und unserer Überzeugungen.

Das ganz normale Klopfen gegen den Stress wirkt im limbischen System, vor allem in den Amygdalae – also den Mandelkernen –, gegen den Stress und reduziert auch die anderen uns blockierenden Gefühle. Die Übungen zur Selbstakzeptanz wirken auf der Ebene der Großhirnrinde, vor allem im Frontalhirn. Wir akzeptieren dann bewusst, dass wir Gerümpel haben, was ja meist eine wesentliche Vorbedingung zum Aufräumen ist. Insgesamt geht man zurzeit von vier verschiedenen Wirkhypothesen aus:

1. DAS ENERGETISCHE WIRKPRINZIP

Das Klopfen beeinflusst demnach über die Stimulation der Akupunkturpunkte das Meridiansystem, wobei sich Energieblockaden oder energetische Dysbalancen lösen bzw. ausbalancieren. Die Akupunkturpunkte weisen einige anatomische und physiologische Besonderheiten auf. An ihnen ist die elektrische Leitfähigkeit der Haut im Vergleich zur übrigen Hautoberfläche um das bis zu 40-Fache erhöht. Außerdem ist die Ner-

vendichte in den meisten Akupunkturpunkten sehr hoch, und die speziellen Nervenzellen haben eine besonders gute «Verdrahtung» mit dem limbischen System, unserem Emotionszentrum.

2. DAS NEUROBIOLOGISCHE WIRKPRINZIP

Die schnelle Aktivierung unterschiedlicher neuronaler Aktivitäten (Summen, Zählen, Klopfen, Sätzeaussprechen, Augenrollen etc.) zeitgleich zur Aktivierung des negativen Gefühls soll über eine Verstörung der Erlebnisverarbeitung und Reorganisation neuronaler Netzwerke alte Kognitions-Emotions-Verhaltensmuster verstören und neue neuronale Netzwerke aktivieren. Grundlage für diese Wirkmechanismen ist die Neuroplastizität, also die Fähigkeit des Gehirns zum Umlernen.

3. DAS BIOCHEMISCHE WIRKPRINZIP

Es wird vermutet, dass durch das Klopfen die Endorphinsekretion und die Sekretion von Serotonin im limbischen System zu einer Veränderung des emotionalen Erlebens führen. Serotonin ist der Botenstoff, von dem man weiß, dass er für gute Gefühle zuständig ist und dessen Konzentration im Gehirn ja auch durch viele antidepressive Medikamente erhöht wird. Die positive Erfahrung der Selbstwirksamkeit durch Klopfen spricht das dopaminerge Belohnungssystem an, was erklären würde, warum bereits einmaliges Sich-selbst-Beklopfen zu anhaltenden emotionalen Veränderungen führt.

4. DAS ENTSPANNUNGSPRINZIP

Durch günstige Auswirkungen auf das vegetative Nervensystem soll sich durch die Kombination von Klopfen, Augenbewegungen und Überkreuzübungen eine Entspannung einstellen, die den zuvor aktivierten Stress reduziert. Denn man weiß aus der Psychotherapieforschung, dass man Entspannung und Stress nicht gleichzeitig erleben kann. Die Entspannung hat häufig die besseren Karten und siegt über den Stress. Dieses Prinzip wird reziproke Hemmung *genannt.*

Umgangssprachlich ausgedrückt kann man sagen, dass es dem Gehirn, da es nur eine Sache zu einer Zeit wirklich richtig machen kann, enorm schwer fällt, die zuvor aktivierten negativen Gefühle aufrechtzuhalten, während man klopft, summt, zählt, mit seinen Augen kreist und selbstakzeptierende Sätze spricht. Es ist quasi überfordert mit so viel Verschiedenem und lässt daraufhin bereitwillig die negativen Emotionen los. Der amerikanische Emotionsforscher Joseph LeDoux[13] hat beschrieben, dass durch befreiende Bewegungen des Körpers Areale im Mandelkern, also dem Ort im emotionalen Gehirn, wo der Stress entsteht, aktiviert werden, die den Stress reduzieren. So ist es auch vorstellbar, dass durch die vielen rhythmischen Bewegungen, die man durch das Klopfen, die Augenbewegungen etc. macht, genau diese für die Stressreduktion günstigen Areale aktiviert werden.

Grenzen der Energetischen Psychologie

Die Energetische Psychologie ist zwar eine hochwirksame emotionale und auch kognitive Veränderungstechnik, sie hat aber ganz klare Grenzen, wo sie nicht mehr oder kaum noch wirksam ist. Lassen Sie sich nicht von Therapiegurus und Heilsversprechern täuschen, die sagen, dass man alle Probleme, Erkrankungen und psychischen Störungen, ja selbst die meisten körperlichen Erkrankungen mit dem Klopfen in kürzester Zeit heilen könne. Dies stimmt einfach nicht. Häufig werden diese Heilsversprechen von Menschen gemacht, die sich nicht wirklich gut in der Psychotherapie auskennen, deren Wissen um Psychopathologie und Psychodynamik sehr begrenzt ist, Leute also, die keine gründliche medizinische oder psychologische Grundausbildung oder zu wenig Erfahrung in anderen Methoden haben. Einige wollen mit den Klopftechniken primär Geschäfte machen, und wenn etwas nicht funktioniert, dann hätten entweder die jeweiligen «Klopfschüler» es nicht richtig gemacht oder aber der Klient wehre sich innerlich gegen den Erfolg.

Leider ziehen neue und zumal wirksame Techniken immer auch Scharlatane und Heilsversprecher an. Seien Sie also wachsam und verlassen Sie sich auf Ihr Gefühl. Wichtig ist auch, noch einmal zu betonen, dass der Muskeltest kein Wahrheitsfindungsinstrument ist. Wenn Ihnen jemand mittels Muskeltest etwas völlig Überteuertes verkaufen will, wie z. B. irgendwelche heilenden Steine, dann spüren Sie bitte dreimal in sich hinein, ob Sie demjenigen wirklich trauen wollen.

Man kann mit dem Klopfen im Grunde nichts falsch machen. Es kann aber durchaus sein, dass die Klopftechniken nicht oder kaum wirken. Dann hat man meistens den Knoten des Problems noch nicht gefunden, oder aber das Problem hat so viele Knoten, dass es eben doch eine längere Zeit und noch andere Methoden und Techniken braucht, bis sämtliche Knoten gelöst sind. Eventuell sollte man sich ruhig jemanden dazuholen, der einem dabei behilflich ist. Aber bitte niemanden, der *nur* eine Klopftechnik beherrscht. Und noch etwas: Manche Anbieter werben damit, dass sie ausschließlich mit den Klopftechniken und mit nichts anderem arbeiten. Hier sollten Sie wirklich aufhorchen. Warum sollte man denn andere sehr hilfreiche, wirksame, nützliche und wissenschaftlich bestätigte Methoden auf einmal nicht mehr nutzen, nur weil man *eine* neue gut wirksame Zusatztechnik dazugelernt hat? Außerdem stecken in den Klopftechniken jede Menge Wirkkomponenten und therapeutische Ansätze, die wir aus vielen anderen Psychotherapiemethoden bereits kennen. Die Energetische Psychologie ist keine Neuentdeckung, sondern eine Weiterentwicklung und eine Kombination verschiedener Wirkstrategien.

Bei alledem muss jedoch festgehalten werden, dass die emotionalen Selbstmanagementstrategien der Energetischen Psychologie ein enorm hohes Selbstbehandlungs- und Wirkpotenzial haben und in den meisten Fällen, wenn man sich genügend Zeit nimmt, wirklich Erstaunliches zu leisten in der Lage sind. Und das auch ohne Hilfe von außen.

Jede Veränderung hat ihren Preis

Wenn Sie nun mittels Klopfen Ihre negativen Gefühle verändern wollen, dann ist es wichtig, diese negativen Gefühle zuvor erst einmal ein wenig zu aktivieren. Wir können im Gehirn nichts verändern, was nicht aktiviert ist. Das ist wie beim Aufräumen in einem Haus: Wir müssen das Zimmer, das wir aufräumen wollen, eben vorher auch betreten, um dann darin Ordnung schaffen zu können. Das heißt aber meist, dass wir erst einmal das Gerümpel mehr wahrnehmen müssen als zuvor. Wenn wir einen Raum nicht betreten, was einer klassischen Vermeidungsreaktion gleichkäme, dann werden wir diesen Bereich auch nicht aufräumen können, ja er wird sich im psychologischen Bereich sogar ähnlich wie eine Bakterienkultur verhalten; er wird sich vermehren und wachsen.

Also, Ihre Investitionsmaßnahme in die Entrümpelung Ihres Kopfes hat ihren Preis. Doch der Preis hält sich – wie ich finde – in Grenzen. Wenn Sie jedoch überhaupt nicht bereit sind, etwas zu investieren, dann werden Sie auch keine «Freiheits- oder Glücksrendite» erzielen.

Ihre Investitionsmaßnahmen sind:
- etwas Zeit, da Aufräumen bekanntlich Zeit braucht
- etwas Unbehagen, da Sie die negativen Themen vor dem Entrümpeln quasi anfassen, riechen und spüren müssen; so ist unser Gehirn nun mal. Und bedenken Sie, je schwerer das Gerümpel, desto stärker werden Sie es vermutlich körperlich spüren (dafür ist das Erleichterungsgefühl danach aber auch umso größer)
- etwas Vertrauensvorschuss, da Sie am Anfang wahrscheinlich noch nicht wissen, dass das Klopfen Ihnen helfen kann
- ein Verlust an Ausreden oder Gründen, warum man dies oder jenes nicht machen kann, denn wenn es einem emotional bessergeht, ist man irgendwie auch verantwortlicher für sich und sein Glück. Der Leidende erlebt sich ja als Opfer und glaubt deshalb, für sein verpasstes Glück nicht selbst verantwortlich zu sein.

Eine Jurastudentin rief mich an und wollte rasch einen Termin haben, um unbedingt mittels der Klopftechnik ihre Prüfungsangst zu überwinden. Sie sagte, dass sie lediglich für eine Sitzung Zeit und Geld investieren wolle und dies müsse ja ihrer Ansicht nach auch ausreichen, da sie schon so viel Gutes über die Wirksamkeit des Klopfens gelesen habe und sie ohnehin in Zeitnot sei. Ich deutete am Telefon an, dass es gut sein könne, dass die Lösung ihres Problems auch länger brauchen könnte. Sie wollte daraufhin keinen Termin, und ich wünschte ihr alles Gute.

Einige Wochen später rief sie mich noch einmal an und erzählte, dass sie bei jemandem gewesen sei, der ihr am Telefon versprochen habe, dass die Angst innerhalb einer Sitzung mittels einer Klopftechnik in jedem Fall verschwinden würde. Sie ging daraufhin in diese Praxis und freute sich schon, ihre Prüfungsangst nun loszuwerden. Leider veränderte sich weder in noch nach dieser Sitzung etwas an ihrer Prüfungsangst, und sie war enttäuscht von der Behandlung und entwertete das Klopfen. Ich deutete ihr an, dass das Klopfen eben nur *eine* Technik sei und dass man manchmal eben doch noch etwas anderes nutzen müsse, um dem Problem auf die Schliche zu kommen. Nun wollte sie einen Termin haben, und wir planten einen Termin, allerdings nicht, ohne dass ich nochmals andeutete, dass es durchaus sein könnte, dass wir etwas Zeit bräuchten, den richtigen Knoten zu finden und ihn zu lösen. Etwas enttäuscht, aber dennoch motiviert erschien sie dann geraume Zeit später zu einem Prüfungsangst-Coaching, und wir fanden ziemlich schnell heraus, dass es ihr Perfektionismus war, der dazu führte, dass sie Angst hatte zu versagen. Ein Versagen in der Prüfung hatte sie mit Versagen im Leben gleichgesetzt, und als wir mittels einer Kombination von Selbstwerttraining und Energetischer Psychologie diese dysfunktionalen inneren Antreiber entrümpeln konnten, funktionierte auch das Klopfen hervorragend gegen die Prüfungsangst. Das Ganze hatte nun zwei Stunden gedauert, auch nicht gerade viel mehr als ihr erster Versuch. Allerdings war sie schon weniger gehetzt zum Termin erschienen, da ich ihr deutlich machen konnte, dass Ungeduld und Zeitdruck im Coaching und in der Psychotherapie die wirksamsten Veränderungssaboteure sind, die es gibt. Sie klopfte in der Zeit vor der Prüfung häufig, vor allem immer dann, wenn sie beim Denken an die Prüfung doch nochmal von einem mulmigen Gefühl eingeholt wurde. Am Tag der Prüfung war sie erstaunlich gelassen, und sie war während der gesamten Prüfung hochkonzentriert. Was sie am meisten verwunderte, war, dass ihr die Prüfung richtig Spaß gemacht hatte, vor allem da sie merkte, was sie alles wusste.

Die junge Jurastudentin profitierte unter anderem davon, dass sie bereit gewesen war, etwas mehr Zeit und Geduld zu investieren.

Entrümpelungsstrategien

Sie können verschiedene Wege gehen, um Ihren Kopf von energieraubendem Ballast zu befreien. Die Befreiung erfolgt immer nach der *Entrümpelungsanleitung* dieses Buches (S. 119, 140).

Sie können
- das Buch von vorn bis hinten durchlesen und durcharbeiten,
- direkt zu den entsprechenden Energieräuberthemen gehen (die speziellen Kapitel des «Gerümpels im Kopf»), sich dort einschwingen und dann zur ➜ *Entrümpelungsanleitung* gehen, um dort mittels dieser Anleitung aufzuräumen,
- direkt mit einem Thema, das Sie schon gut kennen, z. B. einem Problem, einem emotionalen Gerümpel oder einem Selbstvorwurf in die ➜ *Entrümpelungsanleitung* gehen und das Thema dort entsorgen,
- den Feng-Shui-Bagua-Provokationstest machen (S. 163) und sich überraschen lassen, welche negativen Gefühle und Gedanken welches der acht Feng-Shui-Felder bei Ihnen sabotieren bzw. die Energien bremsen. Diese Saboteure können Sie dann mittels der ➜ *Entrümpelungsanleitung* entrümpeln,
- anhand der Liste der energieraubenden Emotionen schauen, welche Ihre persönlichen Energieräuber sind, und diese dann in der ➜ *Entrümpelungsanleitung* verabschieden,

- den Screeningtest innerer Selbstsabotagemuster machen und mittels der Selbstakzeptanzübung den inneren Kampf beenden (S. 172, 177),
- anhand einer Checkliste ihr ganz persönliches Gerümpel finden, also Ihren persönlichen Energieräubern und negativen Assoziationen auf die Spur kommen (S. 128) und diese dann nach und nach mittels der → *Entrümpelungsanleitung* freigeben.

Und bitte bedenken Sie: «Übung macht den Meister»

Je mehr Sie entrümpeln, desto höher wird Ihre Lebensqualität.

Unterschiedliche Themen haben im Gehirn unterschiedliche «Räume». Man kann also genauso wie in einem Haus oder einer Wohnung nicht alles auf einmal aufräumen, sondern muss von Raum zu Raum, von Thema zu Thema gehen. Häufig aber, und das ist anders als beim Haus- bzw. Wohnungsentrümpeln, verschwinden beim Kopfentrümpeln ähnliche, assoziierte oder verwandte Themen mit. Das heißt im übertragenen Sinne, Sie haben die Küche aufgeräumt, und das Bad ist auch gleich mit sauber geworden, ohne dass Sie direkt dort drin waren. Tolle Sache, oder?

Selbstfürsorglichkeitskompetenz

Die Frage, ob wir es für notwendig und sinnvoll erachten, unseren Kopf von Gerümpel zu befreien, ist letztlich auch eine Frage der Selbstfürsorglichkeit. Viele Menschen schleppen unendlich viel Gerümpel in ihrem Kopf mit sich herum, was dazu führt, dass sie sehr langsam und wenig erfolgreich darin sind, ihre eigenen Ziele zu erreichen und sich selbst in eine gewünschte Richtung zu entwickeln. Viele Menschen kommen überhaupt nicht mehr vom Fleck, da das Kopfgerümpel und der emotionale und gedankliche Ballast sie völlig manövrierunfähig gemacht haben. Wenn nun noch die Idee vorherrscht, Hilfe könne es wenn überhaupt nur von außen geben, dann ist die Misere vollständig.

Menschen, die so denken, laufen Gefahr ein ausgewachsenes emotional-gedankliches Vermüllungssyndrom zu entwickeln.

Viele Menschen sind in dieser Situation nicht einmal mehr dazu in der Lage, für sich selbst attraktive Ziele zu *formulieren*. Ziele, die man nicht formulieren kann, kann man bekanntlich auch nicht erreichen.

Hier wird es mehr als plausibel, dass es sich lohnen könnte, seinen Kopf zu entrümpeln, damit das Gerümpel nicht weiter die Energien blockiert und den Blick auf die eigenen Ziele verstellt.

Der erste und wichtigste Schritt raus aus dieser Misere ist die Anerkennung, dass wir selbst es sind, die etwas ändern müssen. Hilfe kommt nicht von außen. Selbst wenn Sie zunächst Hilfe von außen benötigen und es sinnvoll und intelligent erscheint, diese anzunehmen, müssen Sie trotzdem den ersten Schritt machen und jemanden um Hilfe bitten. Und die Hilfe, die Sie dann erfahren, wird zu großen Teilen beinhalten, dass wiederum Sie es sind, der etwas anders machen muss. Also, vergessen Sie es, von außen gerettet werden zu wollen. Es bewegt sich nichts, wenn wir uns nicht bewegen. Wenn wir uns aber bewegen, dann machen wir gleich auf mehreren Ebenen gute Erfahrungen, und es gerät einiges in Bewegung. Zunächst kommen wir von der Passivität in die Aktivität, wir gestalten und haben damit schon die Opferrolle ein ganzes Stück verlassen. Dadurch, dass wir handeln und gestalten, machen wir unweigerlich eine Selbstwirksamkeitserfahrung, die uns zurückmeldet, dass wir die Kompetenz haben, etwas zu tun, um unsere Situation zu verändern. Wenn wir uns jetzt noch trotz unserer noch vorhandenen Probleme und Einschränkungen akzeptieren und lieben, dann haben wir auf eine sehr tief greifende Weise unsere Selbstbeziehung verbessert, sozusagen unser inneres Team gestärkt. Sollten wir uns nun noch von emotionalem und gedanklichem Ballast befreien und das überflüssige emotionale und gedankliche Gerümpel aus unserem Kopf entsorgen, dann sind wir einen riesigen Schritt weiter in Richtung Freiheit und Glück.

Folgende Kompetenzen bilden somit auch den Schwerpunkt des Kopf-
entrümpelns:

- *Selbstakzeptanz / Selbstannahme, auch wenn noch Probleme und Einschränkungen vorhanden sind,*
- *Nutzung und Verbesserung intuitiver Kompetenzen und der Fähigkeit Stärkendes von Schwächendem zu unterscheiden,*
- *Emotionales Selbstmanagement, die Fähigkeit, sich selbst zu beruhigen und seinen Stress selbst zu reduzieren.*

Das Selbstfürsorglichkeitskompetenz-Dreieck[15]

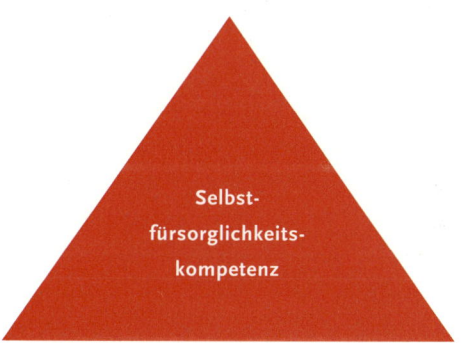

*Selbstakzeptanz / Selbstannahme,
auch wenn Probleme und Einschränkungen
vorhanden sind*

**Selbst-
fürsorglichkeits-
kompetenz**

- *Intuition und Bauchgefühl*
- *Wahrnehmung der somatischen Marker*
- *Fähigkeit, Körperimpulse und Bedürfnisse wahrzunehmen*
- *Fähigkeit, zu spüren, was Kraft / Energie gibt oder raubt*

- *emotionales Selbstmanagement*
- *Die Fähigkeit, sich selbst zu beruhigen*

Alle drei Einzelkompetenzen zusammen bilden die Selbstfürsorglichkeitskompetenz, jenes Fähigkeitenbündel, das glückliche und erfolgreiche Menschen bewusst oder unbewusst besitzen und einsetzen.

Wenn jeder für sich sorgt, ist für jeden gesorgt

Eine attraktive und erfolgreiche 32-jährige weibliche Führungskraft erschien zum Coaching und wollte an ihrer Selbstsicherheit bei öffentlichen Auftritten arbeiten. Im Coachingprozess konnten wir herausarbeiten, dass sie sich für ihre Fehler und Unvollkommenheiten stark ablehnte, ihrem Bauchgefühl keinerlei Bedeutung beimaß und sehr lange unter negativen Gefühlen litt, wenn diese erst einmal von ihr Besitz ergriffen hatten. Sie zeigte also – und das hat man ihr auf den ersten Blick wirklich nicht angesehen – eine recht geringe Selbstfürsorglichkeitskompetenz bei jedoch gleichzeitig enorm hoher Leistungsbereitschaft und Leistungsfähigkeit.

Parallel zur Verbesserung ihrer öffentlichen Auftritte konnte sie sich immer mehr auch mit ihren Fehlern und Unzulänglichkeiten annehmen, wenngleich dies eine echte Herausforderung für sie war. Bei wichtigen Personalentscheidungen und komplexen Themen innerhalb ihres Unternehmens experimentierte sie mehr und mehr, ihre Intuition in die Entscheidungen einfließen zu lassen. Dies hatte durchschlagenden Erfolg, und sie war überrascht, dass viele Dinge nun viel leichter gingen. Mit der Klopftechnik hatte sie jede Menge Versagensängste entrümpelt und sich von den hohen Erwartungen ihrer Eltern, ihrer Chefs und ihres eigenen inneren Antreibers befreien können. Sie hat somit ihre Selbstfürsorglichkeitskompetenz deutlich steigern können, was auch im Privatleben zu viel mehr Lebensqualität geführt hat.

Wenn wir über eine hohe Selbstfürsorglichkeitskompetenz verfügen, dann fällt es uns auch leichter, die Dinge in der Welt wahrzunehmen, die uns guttun, und diese auch für uns zu nutzen. Das heißt, wir haben dann eher eine positive Aufmerksamkeitsausrichtung. Das bedeutet, dass wir primär auf das schauen, das funktioniert, das Energie spendet und für uns persönlich sinnvoll ist.

Das Gerümpel im Kopf –

Die häufigsten

Energieräuber

Hier folgt zunächst eine Übersicht darüber, was wir an unterschiedlichem Gerümpel mit uns herumschleppen können. Die einzelnen Themen sollten hier keineswegs erschöpfend abgehandelt werden, was den Rahmen und das Anliegen dieses Buches gesprengt hätte. Diese Gerümpelbeschreibung soll lediglich dazu beitragen, dass Sie eine Idee bekommen, ob Sie das ein oder andere Gerümpel dieser Art mit sich herumschleppen. Im Grunde handelt es sich aber schon um die häufigsten Gerümpelthemen.

Wenn Sie ein zu entrümpelndes Thema ausfindig gemacht haben, so notieren Sie es sich bitte auf einem Zettel, und notieren Sie sich bitte auch, welche **negativen Gefühle** dazugehören und welche **einschränkenden und negativen Überzeugungen, Glaubenssätze und Selbstvorwürfe**; wie sie sozusagen über das Thema denken. Zum Entrümpeln können Sie dann mit diesem ganz individuellen Gerümpel zur ➜ *Entrümpelungsanleitung* gehen (S. 119, 140). Das ist das Kapitel, in dem aktiv entrümpelt, aufgeräumt und der jeweilige Bereich verschönert wird. Achtung, dort wird gearbeitet. Also machen Sie sich darauf gefasst, dass es, bevor es aufgeräumt und schön in Ihrem Kopf ist, evtl. auch etwas anstrengend und staubig werden könnte. Wie gesagt, alles hat seinen Preis.

Die Entrümpelung erfolgt immer in zwei wesentlichen Bereichen, dem **negativen Fühlen** und dem **einschränkenden oder selbstentwertenden Denken**. In der ➜ *Entrümpelungsanleitung* finden Sie noch einige Hilfen, um das Gerümpel hinter dem Gerümpel, die Themen hinter und unter den Themen zu finden, genauer herauszuarbeiten und zu verabschieden.

Der Erinnerungsforscher Hans Markowitsch hat einmal gesagt, Gefühle seien die Wächter unserer Erinnerung. Der Schweizer Psychiater Luc Ciompi[16] beschreibt Affekte als die emotionale Grundlage unseres kognitiven Denkens. Die Gefühle, die wir aktuell haben, bestimmen demnach, wie unser Gehirn denkt. Unsere intellektuellen Fähigkeiten, unser *reines Denken* ist so rein also doch nicht, sondern gefühlsabhängig. Geht es uns emotional gerade mal sehr gut, sieht unsere Vergangenheit im Grunde recht positiv aus (*es ist nie zu spät, eine glückliche Kindheit gehabt zu haben*), unsere Gegenwart erscheint uns dann angenehm, und in der Zukunft warten lauter schöne Überraschungen auf uns. Sind wir jedoch gerade in einem Stimmungstief, erscheint unsere Vergangenheit düster und von Versagenserlebnissen durchsetzt, die Gegenwart erscheint uns grau und hoffnungslos, und unsere Zukunft lohnt sich nicht bzw. beinhaltet viele Gefahren. Uns fehlen Zuversicht und Hoffnung – *no future*. Interessant ist, dass sich beides in den jeweiligen Momenten verdammt echt und stimmig anfühlt.

Unsere negativen Gefühle dienen als Erinnerungs- bzw. Bewertungsklebstoff, der negative Erlebnisse und negative Vorahnungen konserviert.

Die moderne Hirnforschung ist sich über die herausragende Bedeutung unserer Gefühle einig. Wenn unser limbisches System zu stark aktiviert ist, benehmen wir uns, als sei unser Frontalhirn amputiert. Der so genannte gesunde Menschenverstand hat dann keinerlei Zugriff mehr auf unser Denken, Fühlen und Handeln. Evolutionsbiologisch ältere Hirnareale übernehmen dann die Führung und reagieren mit Notfallprogrammen, so z. B. die «Fight-or-Flight-Reaktion». Große Muskelgruppen werden durchblutet, damit wir zuschlagen oder weglaufen können.

Unser differenziertes Denken leidet darunter massiv. Wird der Stress noch größer und erscheinen diese Handlungsoptionen als nicht mehr durchführbar, schaltet das Gehirn auf Totstellreflex um. Wir erstarren vor Angst.

Unsere Gefühle bestimmen also massiv, wie unser Gehirn funktioniert und was wir von uns und der Welt wahrnehmen. Leider hat man uns in der Schule und Erziehung wenig davon verraten, wie wir unsere Gefühle effektiv und anhaltend in eine positive Richtung beeinflussen können.

Millionen von Menschen haben allerdings Dinge gefunden, die ihre Gefühle günstig beeinflussen. Sie konsumieren Alkohol, Haschisch, Ecstasy, Heroin, Kokain, Beruhigungs- und Beglückungsmedikamente, Essen zu viel, bekommen Fressattacken, fahren riskant und zu schnell Auto, gehen einkaufen oder in Spielbanken, zum Pferderennen oder in die Lottoannahmestelle. Leider ist der Preis für diese Verhaltensweisen relativ hoch und zieht teils massive Folgeprobleme nach sich. Diese Verhaltensweisen führen meist nur kurzfristig zu einer Verbesserung unserer Gefühle. Bereits kurze Zeit nach ihrer Ausübung hinterlassen sie oft schale Gefühle, innere Leere oder Depressionen.

Natürlich gibt es auch die Menschen, die gut für sich sorgen können und die gesunde Fähigkeiten besitzen, sich in einen guten emotionalen Zustand zu versetzen. Etwa mit Meditieren, sich bewusst an gute Zeiten erinnern, Klugheit, Weisheit, Humor oder Selbstakzeptanz.

Den meisten von uns hat jedoch niemand explizit gezeigt, wie wir auf eine leichte, unkomplizierte, gesunde und umweltverträgliche Art und Weise unsere Gefühle in ein gutes Fahrwasser bekommen. Hier zeigen die verschiedenen Klopftechniken aus der Energetischen Psychologie ihre große Stärke, da man sie auch noch in höherem Alter erlernen kann. Sie können zu einem recht großen Teil nämlich als Methoden zum emotionalen Selbstmanagement genutzt werden. Wir machen durch das Selbstbeklopfen eine gute Selbstwirksamkeitserfahrung, und unser dopaminerges Belohnungssystem verzeichnet dies in sekundenschnelle. Wir sind nicht mehr gestört von emotionalem Gerümpel, schlechter Laune und Sorgen, sondern können selbst etwas dagegen tun. Die wirksame Kombination unserer Gefühlsverbesserung liegt in einer Mischung aus *Selbstannahme* und *Selbstberuhigung* durch Stressreduktion mittels Klopfen.

Nicht zuletzt führen alle Übungen zusammen auch zu einer stärkeren Fokussierung auf unsere Stärken, Fähigkeiten, Kompetenzen und auf die Bereiche, wo Energie für uns drin ist. Also, machen Sie sich ein Geschenk und experimentieren Sie mit den vorgeschlagenen Übungen. Unser Gehirn verändert nur anhaltend etwas, wenn wir unser Denken, Fühlen und Handeln aktiv verändern. Dies tun Sie, wenn Sie Ihren Kopf mit den emotionalen Entrümpelungsübungen und den Selbstakzeptanzübungen von energieraubendem Ballast befreien. Die selbstfürsorglichen Kompetenzen, die wir dabei brauchen, sind *Selbstberuhigung* und *Selbstannahme*.

Emotionales Gerümpel

Gefühle, die für uns im Hier und Jetzt keine hilfreichen und nützlichen Informationen mehr beinhalten, blockieren unser Denken, Fühlen und Handeln. Dies führt dazu, dass wir wesentliche Schritte auf unserem Weg gar nicht oder nur sehr mühsam gehen können. Da Gefühle eine enorme hemmende, aber auch eine große aktivierende Kraft besitzen, ist es unabdingbar, bei anstehenden Veränderungen einen möglichst guten emotionalen Haushalt zu führen, das heißt, möglichst wenige blockierende negative Gefühle zu beherbergen und möglichst vielen aktivierenden, motivierenden, Lust und Befriedigung verschaffenden Gefühlen Raum zu geben. Erster Schritt des emotionalen Entrümpelns ist es somit zu ergründen, welchen emotionalen Ballast wir noch mit uns herumtragen.

Vielen Menschen ist gar nicht ganz genau klar, welche negativen Gefühle sie beherbergen. Ein Grund dafür liegt in der Tatsache, dass wir das bewusste Wahrnehmen von Gefühlen als Menschen auch lernen müssen. Kommen wir z. B. aus einem Familiensystem, in dem wir nicht dazu angeregt wurden, auf Gefühle zu horchen, so fällt uns das Erkennen von Gefühlen später eben etwas schwerer als anderen. Wenn in unserer Familie alle immer eher auf das Erkennen von negativen Gefühlen trainiert waren, so werden wir später eben eine größere Kompetenz darin haben, negative Gefühle zu entdecken. Und wenn unsere Nächsten alle negativen Gefühle verdrängt haben, da negative Gefühle als Katastrophen oder Bedrohungen interpretiert wurden, dann ist aus uns wahrscheinlich auch eher ein Gefühlsverdrängungskünstler geworden. Ein anderer Grund, die vorhandenen negativen Gefühle nicht zu erkennen, liegt darin, dass wir generell zunächst dazu neigen, negative Gefühle zu verdrängen. Wir vermeiden somit Unlust, was im Grunde eine sinnvolle Angelegenheit ist. Leider führt die Verdrängung nicht dazu, dass wir unsere Gefühle auch wirklich loswerden. Vielmehr führt die Verdrängung und Vermeidung dazu, dass die negativen Emotionen sich konservieren und häufig sogar noch vergrößern. Außerdem verbrauchen wir durch Verdrängung und Vermeidung zusätzliche Energien, die uns an anderer Stelle dann fehlen. Wenn wir jedoch keine wirksamen Mittel gegen negative Emotionen haben, dann ist es nur folgerichtig und schlüssig, sie lieber zu verdrängen und die Unlust machenden Verhaltensweisen zu vermeiden.

Mit den energetischen Entrümpelungstechniken haben wir jedoch einige sehr wirksame Aufräumhilfen gegen negative Gefühle im wahrsten Sinne des Wortes *in der Hand.* So können wir uns nun von negativen emotionalen Blockaden leichter und schneller verabschieden als ohne diese Entrümpelungstechnik.

Am Anfang eines solchen Entrümpelungsprozesses müssen wir uns natürlich die Frage stellen, welche negativen Gefühle wir eigentlich beherbergen. Um dies leichter herauszufinden und mögliche Verdrängungsstrategien Ihres Gehirns zu unterwandern, habe ich eine Vielzahl von altbekannten emotionalen Energieräubern zusammengetragen. Diese Energieräuber bei sich selbst aufzufinden ist erfahrungsgemäß leichter, wenn man von ihnen liest oder hört, als wenn man ohne diese direkte Provokation in sich hineinhorcht.

Vom Sinn unserer Gefühle

Es gibt Gefühle, die für unser Leben und Überleben von enormer Wichtigkeit sind. Diese Gefühle nennt man primäre Gefühle. Das sind Gefühle, die uns angeboren sind und die wir auch als Basisgefühle beschreiben. Zu ihnen gehören Angst, Trauer, Wut, Ekel, Überraschung und Freude. Weil diese Gefühle für unser Überleben essenziell sind, haben wir sie auch noch nicht verloren. Negative Gefühle hatten und haben überlebenssichernde Funktionen für uns. Unser Gefühlsgehirn, das limbische System, reagiert in vermeintlichen oder echten Gefahrensituationen unabhängig von unserer Großhirnrinde und reagiert mit einem primären Gefühl, z. B. mit Angst. Das haben wir alle schon tausendfach erlebt. Wir haben häufig Angst vor etwas, vor dem wir, wenn wir nachdenken würden, also unseren gesunden Menschenverstand einschalten, keine Angst zu haben bräuchten. Trotz dieses Wissens reagieren wir auf diese Gefühle wie auf eine wirklich bedrohliche Gefahr. Evolutionsbiologisch gesehen funktioniert unser emotionales Alarmzentrum wie ein Autopilot, in dessen Steuerung wir kognitiv, wenn der Alarmpegel erst einmal hoch genug ist, im Grunde kaum noch eingreifen können. Dies ist aus überlebenssichernder Sicht natürlich sehr sinnvoll. Wenn unser Körper sich bedroht fühlt oder wir uns unbewusst an eine Gefahrensituation erinnert fühlen, so gewinnt in jedem Fall die Angst. Lieber zehnmal umsonst weglaufen als einmal stehen bleiben und gefressen werden. Unsere negativen Gefühle sind der Preis für dieses Sicherungssystem.

Nun springt dieses emotionale Sicherungssystem aus ebensolchen überlebenssichernden Gründen zu häufig oder zu früh an. Auch Wut, Trauer und Ekel, also wichtige Basisgefühle, die das Leben leichter und sicherer machen sollen, können aus dem Ruder laufen und sich gegen uns selbst richten. Es scheint so zu sein, dass wir mit bewusstem Denken nur sehr schwer in dieses Sicherungssystem eingreifen können, zumindest wenn die negativen Gefühle erst einmal eine gewisse Stärke erreicht haben. Hier hat sich die Energetische Psychologie als enorm wirksame Technik erwiesen, direkt auf die Ebene des Gefühlshirns zu wirken und die negativen emotionalen Erregungen im limbischen System, auch und gerade wenn die Erregung sehr stark ist, anhaltend zu verändern. Diese Veränderung funktioniert aber nur dann, wenn die Gefühle dysfunktional sind, also keine sinnvolle Absicht haben. Steht ein Löwe vor mir, so werde ich mich beklopfen können, bis ich wund bin, meine Angst wird berechtigterweise bestehen bleiben. Auch die Wut auf jemanden, der mich bedroht, ist ein zutiefst sinnvolles Gefühl. Wir erleben häufig, dass wir unter aus der Balance geratenen primären Gefühlen leiden, wie z. B. unter irrationalen Ängsten oder unter selbstzerfleischender Wut. Bei all den negativen dysfunktionalen (primären) Gefühlen und bei den dysfunktionalen sekundären Gefühlen wirkt die Energetische Psychologie besonders gut. Dies ist auch der Grund, warum sie die Haupttechnik des emotionalen Entrümpelns darstellt. Näheres zu den *sekundären* Gefühlen siehe weiter unten in den Abschnitten über Schuldgefühle und Hoffnungslosigkeit (S. 54, 62).

Aufmerksamkeitslenkung

Unser Gehirn konstruiert durch das, was wir aus der äußeren Welt und aus der inneren Welt wahrnehmen, die Realität. Dabei *denkt* das Gehirn immer, dass das, was wir wahrnehmen, die eigentliche oder *wahre* Realität sei. Wenn wir nun unseren Aufmerksamkeitsfokus, unser Tor zum Bewusstsein, immer wieder auf Negatives, auf Probleme, auf Einschränkungen und auf die Unmöglichkeiten des Daseins richten, dann ernten wir eine negative Weltsicht. Die Welt an sich ist weder positiv noch negativ, sie ist so, wie wir sie wahrnehmen, und das ist stark abhängig von unseren Gefühlen. Denn diese bestimmen, was wir in der Welt wahrnehmen und wie unser kognitives Denken funktioniert. Der Schweizer Wissenschaftler und Psychiater Luc Ciompi hat das Affektlogik genannt. Menschen, die immer nur auf das Negative schauen und das Negative nicht konstruktiv nutzen, wie beispielsweise ein Schriftsteller, Journalist, Filmemacher oder Philosoph, handeln sich unweigerlich ein emotionales und kognitives Vermüllungssyndrom ein. Sie werden dann zum emotionalen Messie, der sich von nichts mehr trennen kann und sich immer mehr *zumüllt*. Hinzu kommt, dass der

Messie seine Ansammlungen häufig nicht als Vermüllung erlebt, sondern als Sammlung wichtiger Dinge, deren Stunde einfach noch nicht gekommen ist.

Sollten Sie das Gefühl haben, sich im Laufe Ihres Lebens einen ungünstigen Aufmerksamkeitsfokus angewöhnt zu haben, dann kann es Sinn machen, sich in der ➜ *Entrümpelungsanleitung* von diesem zu verabschieden. Lassen Sie sich überraschen, wie schnell die Welt sich ändert, wenn Sie Ihren Aufmerksamkeitsfokus selbstbestimmt auf das richten, was Ihnen guttut und Sie in der Erreichung Ihrer Ziele unterstützt.

Die Welt ist schlecht

Eine sehr bedrückt wirkende 35-jährige weibliche Führungskraft aus einem mittelständischen Unternehmen, das auf die Verarbeitung von Lebensmitteln spezialisiert ist, kam in ein Coaching. Bei der Klientin fiel von Anfang an auf, dass sie eine enorme Kompetenz darin hatte, immer auf das zu schauen, was nicht gut läuft. Sie entdeckte bei anderen Menschen garantiert irgendeine Ungereimtheit oder einen unsympathischen Zug. Ihr explizites Ziel im Coaching war es, dass sie in ihrem beruflichen Leben positiver in die Welt schauen wollte. Wir bearbeiteten also alle möglichen einschränkenden Glaubenssätze und entrümpelten einige negative Gefühle, wobei wir auch reichlich die energetischen Klopf- und Entrümpelungstechniken nutzten. Allein der Erfolg blieb aus. Die Frau, die sich nach wie vor das Leben schwer machte, indem sie fast ausschließlich auf negative Dinge schaute, schien innerlich mehr vom Leiden und Negativen angezogen zu sein als vom Glück und von positiven Dingen der Welt. Da sich in dem für Coachings üblichen Zeitrahmen keine wirkliche Besserung einstellte und da man Coaching- und Psychotherapiemaßnahmen voneinander trennen sollte, empfahl ich eine Psychotherapie. Ich nannte ihr eine Kollegin, die auch sehr erfahren in der Bearbeitung transgenerationaler Themen ist, also Themen, die innerhalb eines Familiensystems unbewusst von einer Generation auf die andere weiter*vererbt* werden.

Nach einem Jahr meldete sie sich nochmals, da sie wegen neuer betrieb-

licher Herausforderungen noch einmal ins Coaching kommen wolle. Sie berichtete, dass es ihr wesentlich besser gehe. Sie habe in der Psychotherapie herausgefunden, dass sie innerlich mit ihrer depressiven Großmutter, bei der sie mehr oder weniger aufgewachsen war, verbunden war und die Welt quasi immer durch die depressive Brille dieser Großmutter gesehen hatte. Die Großmutter war durch Krieg und Vertreibung sehr belastet gewesen, und die Klientin war in dieser bedrückenden Atmosphäre aufgewachsen. Nun auf die positiven Dinge in der Welt zu schauen bedeutet für sie zunächst, illoyal mit der Großmutter zu sein. Als sie sich jedoch klarmachte, dass ihre Großmutter sich nichts sehnlicher gewünscht hatte, als dass sie glücklich sei, da konnte sich in ihrem Leben wirklich etwas ändern. Plötzlich trug sie auch bunte Farben, sang beim Fahrradfahren und erlaubte sich einfach, das Leben ein bisschen mehr zu genießen.

Viele Menschen äußern, dass sie doch nicht steuern könnten, was in ihren Aufmerksamkeitsfokus komme und was nicht. Das mag auch so sein, muss es aber nicht. Wer sonst, wenn nicht wir, bestimmt denn, was in unseren Aufmerksamkeitsfokus kommt? Bei einem Fotoapparat bestimmen ja auch wir, auf welches Motiv wir unser Objektiv halten und wann wir abdrücken. Interessanterweise heißt dieses kleine Ding, durch das wir beim Fotografieren schauen und das die Welt so sehr auf diesen einen Fokus reduziert, *Objektiv*. Das ist ein schöner Hinweis darauf, dass wir die Dinge, auf die wir fokussieren, wirklich für *objektiv* halten.

Sollten Sie in puncto Aufmerksamkeitsfokus anderer Meinung sein, dann hieße dies, dass Sie sich selbst zu einem Wahrnehmungssklaven machen würden. Vielleicht erleben Sie es ja tatsächlich so. Das heißt aber nicht, dass sich dies nicht auch ändern ließe. Aber es ist eben eine Übungssache. Zur Entrümpelung des fremdbestimmten Aufmerksamkeitsfokus sollten Sie nach der obligatorischen Entrümpelung über drei Wochen täglich eine Fokussierungsübung machen, z. B. 5 – 10 – 20 Minuten lang eine Blume anschauen, und wenn Sie durch äußere oder innere Reize abgelenkt werden, sich immer wieder auf diese Blume refokussieren. Für diese 5–20 Minuten darf es nichts anderes für Sie auf Welt geben als diese Blume.

Wirkliche Meisterschaft, wirklichen Genuss und wirkliche Erfüllung erreichen wir in einer Sache nur, wenn wir maximal fokussiert auf diese Sache sind. Das ist beim Sport genauso wie bei gutem Essen und genauso wie beim Sex oder allen anderen erfüllenden Tätigkeiten.

Trainingslager für die negative Ausrichtung

Beobachten Sie sich eine Woche lang und achten Sie darauf, auf wie viel Negatives Sie fokussiert sind. Schreiben Sie die negativen Wahrnehmungen auf und entrümpeln Sie sie mit der ➜ *Entrümpelungsanleitung*. Ziel ist es auch, alternative Betrachtungsweisen auszuprobieren. Ganz nach dem Motto: In jedem Ding ist auch etwas Positives. Fragen Sie sich, egal wie negativ die Sache an sich zu sein scheint, was Sie dadurch lernen können, was Ihnen daraus klar wird, was Ihnen das sagen will, welche für Sie positive Botschaft darin liegt. Auf diese Weise mit negativ wirkenden Dingen umzugehen nennt man auch Reframing und bedeutet, den Dingen einen neuen Rahmen (von frame) zu geben. Reframings sind wirklich wirksam, weil sie dazu führen, dass wir wieder in die handelnde, aktive Rolle kommen, einen lösungsorientierten und sinnkonstruierenden Fokus haben und somit nicht mehr Opfer, sondern Gestalter der Situation sind. Schon der griechische Philosoph Epiktet (50–138 n. Chr.) stellte fest: «*Nicht die Dinge an sich beunruhigen den Menschen, sondern seine Sicht der Dinge!*»

Sie allein entscheiden also über Ihre Sicht der Dinge. Um aber wirklich Herr oder Herrin im eigenen Gedankengebäude sein zu können, müssen Sie die Fähigkeit haben oder erlangen, Ihre negativen Gefühle zu reduzieren. So gelangen Sie insgesamt zu einem guten emotionalen Management. Hierbei können verschiedene Maßnahmen sehr hilfreich sein, wie z. B. Selbsthypnose, Yoga, Meditation, Sport oder eben die Energetische Psychologie.

Trainingseinheiten für positive Ausrichtung

Als nächste Übung sollten Sie zunächst für eine Woche darauf achten, dass Sie an allen, aber wirklich an allen Dingen und Menschen, die Ihnen begegnen und passieren, auf die positiven Aspekte schauen. Hierzu gehört auch, sich im Vorhinein auszumalen, was Sie alles an Positivem erleben möchten bzw. was theoretisch alles an Positivem passieren könnte. «*Best case* statt *worst case.*»

Bitte bedenken Sie: Die Schulung des Blicks für positive Dinge ist nicht zu verwechseln mit Problemignoranz oder damit, sich etwas vorzumachen. Die hohe Kunst der positiven Weltgestaltung besteht darin, um die Abgründe zu wissen und dennoch auf das Gute fokussiert zu sein. Alles andere wäre naiv, was an sich nichts Schlechtes ist, zu erwachsenen Menschen jedoch nicht mehr so richtig passt.

Sie können natürlich Ihre bisherigen schlechten Sehgewohnheiten auch auf einem Blatt notieren und dann in der ➜ *Entrümpelungsanleitung* entsorgen. Dabei behilflich sein kann es auch, Menschen aus Ihrer Umgebung, denen Sie vertrauen, zu fragen, welche negativen Fokussierungen denen an Ihnen aufgefallen sind.

Was uns in den Knochen steckt

Unser Körper und unser Gehirn speichern am besten *negative* und *positive* Erlebnisse ab. Erlebnisse, die keine besonderen Gefühle aktiviert haben, werden so gut wie gar nicht erinnert. All die langweiligen Schulstunden, Gottesdienste, Gespräche mit Verwandten oder irgendwelchen für uns damals unbedeutenden Menschen, all die langweiligen Nachmittage unserer Kindheit und Jugend sind wie nie da gewesen, während peinliche Erlebnisse aus der Schulzeit, unangenehme Erfahrungen in der Kirche, aufregende Treffen mit der ersten Freundin, dem ersten Freund, erste sexuelle Erfahrungen, spätere sexuelle oder andere Abenteuer oder andere spannende, aufregende und verbotene Aktivitäten gut von unserem Gehirn abgespeichert und später ebenso gut erinnert werden. Am besten merken sich unser Körper und unser Gehirn Erlebnisse, die bedrohlich für uns waren, ja vielleicht sogar lebensgefährlich. Alle Sinneseindrücke, die wir in diesen Gefahrensituationen wahrgenommen haben, werden von unserem Gehirn mit der emotionalen Begleitmusik *Achtung (Lebens-)Gefahr* verknüpft. Begegnen wir Jahre später solchen Details oder Sinneseindrücken aus den Gefahrensituationen, reagiert unser Gehirn mit einer Stressreaktion, und dies selbst dann, wenn wir uns gar nicht bewusst daran erinnern. Selbst wenn der Schlüsselreiz unterschwellig bleibt, wir also gar nicht genau realisieren, was gerade geschieht, aktiviert unser Gehirn eine Stressreaktion oder einfach nur Unbehagen. Die alten Erlebnisse stecken uns noch «in den Knochen», also am weitesten von der Hautoberfläche entfernt, ganz geschützt vor Einflüssen von außen. Somit verwundert es nicht, wenn Menschen selbst nach 50 und mehr Jahren in die alten negativen Gefühle und Erlebnisweisen hineinrutschen können, wenn bestimmte Schlüsselreize, die mit Gefahren assoziiert werden, vom Gehirn wahrgenommen werden. Da wir nun bekanntlich solche negativen Erlebnisse zu verdrängen versuchen, werden wir alle Situationen vermeiden, die uns an das, was noch in den Knochen steckt, erinnert. Dadurch bleiben diese negativen Gefühle jedoch konserviert und blockieren weiterhin unsere freie Entfaltung, schränken unseren Radius ein und verbrauchen eine gewisse, häufig erhebliche Verdrängungsenergie.

Das Schlimmste an negativen Gefühlen ist, dass sie uns in unserer Freiheit einschränken, und das oft, ohne dass wir es mitbekommen, da sich das Ganze unbewusst, also hinter unserem eigenen Rücken, abspielt. Wir haben uns konditioniert, negative Gefühle zu vermeiden, tun dies auch und schränken uns dadurch massiv in unserem Radius ein. Angst kommt sprachlich von dem lateinischen Wort *angustia*, und das bedeutet so viel wie *Enge*. Der Preis für unsere Ängste ist also eine oft erhebliche Bewegungs- und Freiheitseinschränkung. Da viele Ängste klassisches Gerümpel darstellen, also (vielleicht) mal wichtig und sinnvoll waren, es jetzt aber nicht mehr sind, macht es natürlich Sinn, sich von diesem emotionalen Ballast zu befreien.

Ängste

Die Fähigkeit, Ängste zu haben und diese wahrzunehmen, stellt bei weitem nicht nur ein Problem dar. Nach wie vor ist es so, dass Ängste uns auf Gefahren hinweisen können, die wir auf den ersten Blick vielleicht gar nicht sehen. Ängste gehören zu unseren primären Grundgefühlen und sind aus biologischer Sicht wichtig, um menschliches Leben und Überleben zu gewährleisten. Ängste aktivieren unser Gefahrenfrühwarnsystem und lassen uns uns sicherer in Gefahrensituationen bewegen. Sie machen uns wachsamer und lassen uns, wenn es gut läuft, die gefährlichen Situationen genauer untersuchen. Es ist jedoch von enormer Wichtigkeit, unterscheiden, zu können, ob unser Frühwarnsystem aufgrund einer echten Gefahr anspringt oder ob es einfach nur überreagiert. Dies zu unterscheiden, können uns verschiedene kleine Techniken behilflich sein. Zunächst können wir uns fragen, wie alt wir uns gerade fühlen, während wir das unangenehme Gefühl haben. Handelt es sich um Angst im Sinne von Kopfgerümpel, so ist es häufig so, dass wir uns in diesen Momenten irgendwie kleiner oder jünger fühlen, als wir wirklich sind. Wir schrumpfen. Hierbei handelt es sich um eine Art Selbsthypnose, in die wir uns unbewusst versetzen.

Wenn wir innerlich geschrumpft sind und uns jünger fühlen, als wir sind, hat uns vermutlich mal wieder unser Gerümpel hypnotisiert.

Auch könnte es sein, dass wir die jeweiligen Ängste kennen und immer wieder erlebt haben, ohne dass danach irgendetwas Schlimmes passiert wäre. Manchmal ist es aber gar nicht so leicht zu entschlüsseln, ob in der Angst ein Hinweis auf eine echte Gefahr liegt oder nicht. Der Vorteil bei der energetischen Entrümpelungstechnik ist, dass wir, wenn es sich um einen echten Gefahrenhinweis handelt, dies während des Entrümpelungsprozesses häufig merken, während überflüssige Ängste im Sinne von altem Gerümpel sich meist durch das Klopfen auflösen und somit deutlich wird, dass es sich um alten Ballast gehandelt hat.

Im Grunde gibt es nichts, wovor Menschen keine Ängste entwickeln können. Die klassischen Ängste sind uns ja geläufig: Ängste vor öffentlichen Auftritten, vor öffentlicher Blamage, vorm Versagen, vorm Fliegen oder Autofahren, vor Spinnen oder Schlangen, vor zu viel Nähe oder vorm Verlassenwerden, vor Misserfolg oder vor Erfolg, vor großen Plätzen oder engen Räumen, vor Wasser oder vorm Verdursten, vor Infektionen mit Keimen und viele andere Ängste mehr.

Es gibt aber auch Menschen, die z. B. Ängste vor Eichhörnchen, Knöpfen, Schraubverschlüssen und Konservendosen haben. Wir sind diesbezüglich enorm kreativ. Besonders interessant ist es, dass wir, und zwar gar nicht wenige von uns, Ängste vor Erfolg, vor Nähe, vor sexueller Ekstase, vor Reichtum und vor Bewunderung haben. Also das angstmachende Objekt ist häufig auch etwas, das auf der anderen Seite von vielen Menschen begehrt und gesucht wird.

Eine ganz eigene Form der Angst stellt die *Angst vor der Angst* dar. Das Erleben von Ängsten ist ja bekanntlich sehr unangenehm und wird im Körper manchmal als existenzielle Bedrohung abgespeichert. Hat nun ein Mensch eine ausgeprägte Angstattacke erlebt, so kann es sein, dass er sich genau davor ängstigt, dies noch einmal zu erleben. Häufig auch, da er befürchtet hat, die Angst nicht noch einmal aushalten zu können. Egal um welche Angst es sich handelt, biologisch läuft immer das Gleiche in unserem Gehirn ab, das limbische System, also unser Gefühlshirn, ist in Aufruhr, und unser vernunftorientiertes Großhirn hat nichts mehr zu melden. Nun ist die Zeit der Worte und des Verstehens lange vorbei, und andere Lösungsstrategien müssen her.

ANGST – WAS NUN?

Egal zu welcher Angst Sie beim Lesen dieses Textes Kontakt bekommen, Sie können mit ihr direkt in das Kapitel → Entrümpelungsanleitung gehen und diese Angst dort entrümpeln – und seien Sie froh, wenn Sie die Angst oder das wie auch immer geartete negative Gefühl wirklich spüren. Die Wahrscheinlichkeit, dass unser Gehirn negative Gefühle aufgibt, ist umso größer, je größer die Angst bzw. das negative Gefühl zuvor spürbar ist. Es ist lediglich wichtig, dass Sie, während Sie die Angst oder das negative Gefühl erleben, mit Ihrem Gehirn noch etwas anderes, für das Gehirn sehr Komplexes anstellen: Akupunkturpunkte klopfen, summen, zählen, Augen bewegen, selbstakzeptierende Sätze aussprechen, Übungen machen, die beide Gehirnhälften zur Kooperation zwingen, Entspannungsübungen einschieben etc.

Sie machen also gleichzeitig, während Sie ein negatives Gefühl aktivieren, etwas sehr Komplexes, und Ihr Gehirn hat nun echte Schwierigkeiten,

den Stress aufrechtzuerhalten. Es lässt den Stress mit großer Wahrschein-
lichkeit los, da es zu aufwendig und zu schwierig ist, ihn beizubehalten.
Es sei denn, Ihr Großhirn ist korrumpiert und meint – vielleicht auch
unbewusst –, dass es wohl doch besser wäre, die Ängste oder das nega-
tive Gefühl beizubehalten. Dann hilft das einfache Klopfen allein nicht
weiter, und es ist wichtig, die gerümpelstabilisierenden Glaubenssätze
zu entsorgen. Dies wird paradoxerweise über eine Selbstakzeptanzübung
gemacht. Doch mehr dazu in der konkreten ➔ *Entrümpelungsanlei-*
tung.

Um zu erkennen, welches Angstgerümpel Sie noch mit sich herumschleppen, ist es sinnvoll, genau zu beobachten, was Sie *vermeiden*. Welche Gespräche, welche Verhaltensweisen, welche Begegnungen, welche
nächsten Schritte auf Ihrem ganz persönlichen Weg Sie vor sich herschieben. Haben Sie Ihre Vermeidungen gefunden, dann sind Sie ganz
nah dran an Ihrem Angstgerümpel.

Die Vermeidungsfalle

Wenn Sie neugierig sind, erstellen Sie doch eine Liste von Tätigkeiten
und Gefühlen, die Sie vermeiden. Danach können Sie schauen, welche
negativen Gefühle sich dahinter verbergen, die Sie zu vermeiden suchen.
Diese negativen Gefühle können Sie nun in der ➔ *Entrümpelungsanlei-*
tung dieses Buches entsorgen.

Hier sollen exemplarisch einige Ängste erwähnt werden, da sie weit
verbreitet sind und das Verhalten sehr vieler Menschen negativ prägen.
So kann die Angst vor Arbeitslosigkeit uns z. B. über die Gebühr lange
in Arbeitskontexten verharren lassen, die uns schon lange nicht mehr
guttun. Lieber leiden wir, als die Chancen und Risiken einer Veränderung auf uns zu nehmen. Die meisten Menschen haben enorme Angst,
eine Arbeitsstelle zugunsten einer beruflichen Weiterentwicklung aufzugeben. Selbst wenn sie aufgrund einer guten Ausbildung oder eines
gefragten Kompetenzprofils gute Marktchancen haben. Das Problem
der Ängste liegt darin, dass sie uns fast ausschließlich auf die Möglich-

keiten zu scheitern fokussieren lassen und wir die enormen Chancen, die in der Veränderung liegen, gar nicht erkennen, weil wir nicht richtig hinsehen.

Wenn ich natürlich keinen Schulabschluss habe, unter massiven Minderwertigkeitsproblemen leide und dann noch im Kontakt mit anderen Menschen Stress bekomme, dann habe ich allen Grund, Angst vor einem Arbeitsplatzverlust zu haben, wenn ich denn überhaupt einen Arbeitsplatz habe. In einem solchen Fall sollten zunächst der Stress vor anderen Menschen und die Minderwertigkeitsgefühle entrümpelt werden, damit sich der oder die betreffende z. B. zutraut, den Hauptschulabschluss, den Realschulabschluss oder das Abitur nachzuholen, um dann eine Ausbildung zu absolvieren, zu studieren oder sich selbst Fähigkeiten anzueignen, die ihn oder sie befähigt, etwas anzubieten, was andere Menschen brauchen, und somit die Grundlage für eine sinn-, sicherheit- und geldbringende Tätigkeit gelegt zu haben. Auch hier zählt wieder: Warten Sie um Gottes willen nicht auf Rettung von außen, wie z. B. Arbeitsamt, Sozialhilfe, Eltern, reiche Onkel aus Amerika, Prinzessinnen oder Prinzen, Castings, die ermitteln, dass Sie der ultimative Superstar sind (ohne dass Sie jemals wirklich diszipliniert an irgendeiner Bühnenfähigkeit gearbeitet hätten), sondern nehmen Sie Ihr Schicksal selbst in die Hand. Ein altes chinesisches Sprichwort lautet: «*Eine Reise von tausend Meilen beginnt mit dem ersten Schritt.*»

Haben Sie jedoch den ersten Schritt unternommen, dann befinden Sie sich bereits auf dieser Reise. Also gute Reise, und entrümpeln Sie vorher reichlich, werfen Sie unnötigen Ballast ab.

Bitte machen Sie mich wieder gesund!

Eine 40-jährige, sehr pflichtbewusste und etwas erschöpft wirkende Lehrerin fühlte sich von ihrem Schulleiter enorm unter Druck gesetzt. Immer wenn er mit ihr sprach, schrumpfte sie innerlich und fühlte sich klein und ausgeliefert. Der Schulleiter fand allmählich auch ein über das Dienstverhältnis hinausgehendes Interesse an ihr, was der Lehrerin gar nicht gefiel. Es fiel ihr jedoch enorm schwer, sich wirksam von ihm abzugrenzen, sodass er sich immer mehr Chancen bei ihr auszurechnen schien. Sie verharrte in dieser Position, traute sich nicht mehr, zum Dienst zu gehen, und ließ sich schlussendlich krankschreiben. Als sie vom Hausarzt zur Entrümpelung von selbstsabotierenden Gehorsamkeitsprogrammierungen geschickt wurde, erzählte sie in der ersten Sitzung, dass sie schon alle möglichen Versuche unternommen habe, jemanden zu finden, der sie da rausholen würde. Sie erhoffte nun, wir könnten sie «retten». Es muss für sie sehr ernüchternd und desillusionierend gewirkt haben, als wir ihr zu verstehen gaben, dass sie sich da nur selbst schützen und retten könne und dass wir ihr dabei aber gern behilflich sein könnten. Da sie für so viel Selbstwirksamkeit aber noch keine Idee in ihrem Selbstkonzept hatte, reagierte sie zunächst mit Stress und Enttäuschung.

Der erste und wichtigste Schritt der Entrümpelungsaktion war, dass sie sich wieder an die vielen Lebenssituationen erinnerte, in denen sie sich sehr wohl gut abgrenzen konnte. Der zweite Schritt war, dass sie sich unter Zuhilfenahme der Energetischen Psychologie von den Glaubenssätzen befreite, dass sie sich nicht abgrenzen dürfe und dass sie es nicht verdient habe, auf ihre eigenen Bedürfnisse zu achten. Der dritte Schritt war, dass sie sämtliche negativen Gefühle, die entstanden, wenn andere etwas von ihr wollten, mittels einer Entrümpelungsanleitung aus der Energetischen Psychologie verabschiedete und von da an lernte, sich mit gutem Gewissen gegen die Erwartungen anderer abzugrenzen. Dies gab ihr so ein großes Freiheitsgefühl, dass sie förmlich aufblühte. Uns freute am meisten, dass sie es sich sogar bisweilen erlaubte, unvorbereitet in die eine oder andere Unterrichtsstunde zu gehen. War dies doch der Beweis für einen echten Zuwachs an Gelassenheit und innerer Sicherheit. Da sie eine sehr erfahrene Lehrerin war, musste sie sich im Grunde auch nicht mehr besonders vorbereiten. Abschließend war sie nicht wenig stolz darauf, dass sie sich im Grunde allein gerettet hatte, wir hatten ihr dabei lediglich etwas Schützen- und Klopfhilfe gegeben.

Nun folgen einige typische und weitverbreitete Ängste.

Zukunftsangst

Es spricht ebenso viel dafür, die Zukunft mit Ängsten zu betrachten, wie dafür, sie mit positiver Erwartungshaltung, Spannung und Neugier zu erwarten. Es ist unsere ganz individuelle Entscheidung, ob wir uns durch Zukunftsängste selbst verschrecken oder ob wir uns durch Lust und Neugier auf die Zukunft freuen und uns auf unsere Gestaltungspotenziale fokussieren.

In den psychologischen Wissenschaften geht man davon aus, dass jeder Mensch unbewusst und bewusst nach Wohlbefinden, Lust, innerer und äußerer Sicherheit und Kompetenz strebt[17]. Wir versuchen leider häufig, Sicherheit durch Starre und Bewegungslosigkeit zu erlangen, und genau darin liegt einer der größten Fehler unserer Kultur. Um Lust, Wohlbefinden, Sicherheit und Kompetenz zu erlangen, müssen wir uns bewegen. Und Bewegung birgt nun einmal ein gewisses Risiko in sich. Leider blenden wir häufig völlig aus, dass Stillstand meist erheblich größere Gefahren mit sich bringt als Bewegung. Wenn ich auf dem Bürgersteig stehe, also einem Ort, der nur für Fußgänger gedacht ist, und ein LKW auf mich zurast, dann kann es sehr sinnvoll sein, stehen zu bleiben, finden Sie nicht auch? Es macht dann Sinn, wenn man lebensmüde ist oder so gläubig, dass man möglichst schnell ins Himmelreich kommen möchte. Will man hingegen sein Leben leben, gestalten und genießen, dann macht es wenig Sinn, stehen zu bleiben, und eine hurtige Wegbewegung wäre äußerst sinnvoll und wirklich anzuraten.

Den Ort, an dem wir uns gerade befinden, kennen wir sehr gut, und deshalb tendieren wir dazu, lieber nichts Neues auszuprobieren. Das ist die Quelle unserer Angst vor Neuem. Um nun noch eine richtig schöne Zukunftsangst zu entwickeln, müssten wir möglichst noch wenig Selbstwirksamkeitszuversicht haben. Denn dann erleben wir uns als vom Außen um ein Vielfaches abhängiger, als wenn wir uns unseres Gestaltungsspielraums bewusst sind.

Sollten Sie also von Ängsten vor Neuem geplagt sein und Zukunftsangstgerümpel in Ihrem Kopf beherbergen, dann sollten Sie sich schleunigst in das Kapitel ➜ *Entrümpelungsanleitung* aufmachen.

In den jeweiligen Rumpelkammern verweise ich am Ende immer auf die → *Entrümpelungsanleitung*. Das mag Ihnen vielleicht manches Mal redundant vorkommen, soll aber dabei helfen, dass Sie sich möglichst leicht und spielerisch ans Entrümpeln machen.

Angst vor Auftritten

Manche Forscher sagen, dass wir Menschen mehr bewusste Ängste vor öffentlichen Auftritten haben als vor unserem eigenen Tod. Das ist schon bemerkenswert. Hinter der Angst vor öffentlichen Auftritten stecken meist noch konkretere Ängste, z. B. die Angst, sich zu blamieren, die Angst zu versagen, die Angst, die Erwartungen der anderen oder die eigenen nicht zu erfüllen, die Angst vor Erfolg, die Angst vor Angriffen, die Angst vor einem Blackout und dann nicht zu wissen, was zu tun oder zu sagen ist, und viele andere konkrete Ängste mehr. Musiker haben häufig Angst, dass sie ihr Instrument fallen lassen, Radiosprecher haben Angst, dass ihnen die Stimme wegbleibt oder dass sie sich verlesen, Redner, Fernsehmoderatoren und Vortragende haben Angst, rot zu werden, zu zittern, mimisch zu erstarren oder einfach nicht gut auszusehen. So hat wahrscheinlich jeder von uns seine ganz eigenen kleinen oder größeren Ängste bei Auftritten mit dabei. Viel Spaß beim Auftritt!

Häufig steckt hinter all diesen Ängsten die tiefere Angst, von den anderen abgelehnt zu werden und somit aus der Gemeinschaft (der Menschen) ausgeschlossen zu sein. Auch die Angst vor dem Verlust der Anerkennung als achtenswerter Mensch stellt eine Wurzel für Auftrittsängste dar. Sollten Sie es kennen, bei öffentlichen Auftritten unter Stress zu geraten und diese Auftritte nicht genießen zu können, dann schlage ich vor, dass Sie sich umgehend in die Entrümpelungskammer dieses Buches, die → *Entrümpelungsanleitung*, zurückziehen und erst dann wieder blicken lassen, wenn Sie öffentlichen Auftritten etwas Angenehmes und Lohnenswertes abgewinnen können. Hierfür ist auch das Kapitel über **Selbstweträuber und deren Gerümpel** nützlich (S. 111). Es lohnt sich sehr, unnützen Auftrittsstress zu entsorgen, da wir durch positive Erfahrungen bei Auftritten viel positive Energie bekommen können. Öffentliche Auftritte können uns sehr in der Selbstentwicklung unterstützen. Wenn wir uns mit einer Leistung öffentlich exponieren, öffnen wir uns für Angriffe und Kritik gleichermaßen wie für Anerkennung, Lob und Bewunderung. Letzteres ist besonders wichtig. Letztlich wollen wir Menschen tief in uns nichts mehr, als gesehen, beachtet, bewundert und geliebt zu werden.

Achtung Rotlicht

Ein sprachlich sehr gewandter, aber etwas unsicherer und dabei doch sehr smarter, ca. 30-jähriger Fernsehredakteur sollte bei seinem Sender nun nicht mehr nur noch redaktionelle Beiträge erstellen, sondern auch vor der Kamera eingesetzt werden. Dies setzte ihn enorm unter Druck und ließ ihn nachts nicht mehr schlafen. Er war als Geisteswissenschaftler zwar enorm gut im Texten und Recherchieren, aber für einen Job vor der Kamera empfand er sich als «zu kompliziert». Er ging morgens mit einer Riesenangst ins Studio und hatte totale Panik vor dem Tag, an dem er das erste Mal bei einem kleinen Beitrag für eine Live-Schalte selbst vor die Kamera musste. Von einer befreundeten Psychologin hatte er sich bereits autogenes Training und andere Entspannungsverfahren zeigen lassen, aber nichts half bei ihm.

Zum ersten Auftritts-Coaching kam er sichtlich angespannt, da mittlerweile klar war, dass er am folgenden Wochenende seine erste eineinhalbminütige Live-Schalte haben würde. In dem Auftritts-Coaching entrümpelten wir zunächst einige schlechtgelaufene Auftritte aus der Vergangenheit, die sich immer noch sehr negativ anfühlten, wenn er an sie dachte. Darunter war die frühe, sehr unangenehme Erfahrung, als er in der zweiten Klasse ein Gedicht aufsagen musste und alle Mädchen gelacht hatten. Eine andere schlimme Erfahrung war eine Rede während des Studiums, wo ihm die Worte weggeblieben waren und er vor Scham einen hochroten Kopf bekommen hatte. Ab diesem Erlebnis hatte er sich an der Uni immer wie ein Loser und wie eine Mogelpackung gefühlt. Eine dritte äußerst negative Öffentlichkeitserfahrung war eine Radiomoderation, in der er aufgrund seiner Aufregung kurzatmig geworden war und ihm die Stimme wegzubleiben drohte. Diese drei Erlebnisse funkten noch munter in die Gegenwart hinein, sodass jeder öffentliche Auftritt und ein Fernsehauftritt allemal mit erheblichem Stress besetzt war. Er hatte diese Auftritte gut zu vermeiden gelernt. Doch nun hatte ihn das Schicksal eingeholt. Nach der Entrümpelung dieser alten negativen Auftrittserfahrungen mit der Klopftechnik wirkte er schon wesentlich entspannter, und das Wochenende wirkte nicht mehr ganz so bedrohlich. Als wir dann noch seine Versagensangst und die Angst vor dem Intendanten erfolgreich entrümpeln konnten, kam langsam so etwas wie ein positives Herausforderungsgefühl auf. Als wir zum Schluss noch einen richtig guten selbstbezüglichen Werbeclaim für ihn gefunden hatten, der ihn sichtlich energetisierte, freute er sich bereits auf den Kameraauftritt. Dies war so schnell möglich, da er sich zum einen nicht mehr mit irgendwelchen Horrorszenarien selbst verunsicherte und zum anderen sein Energieniveau mit der Klopftechnik verbesserte. Der Satz, den er sich sagte, lautete: «Ich stelle mich der Herausforderung und genieße die Sendung!»

Angst vor Arbeitslosigkeit

Das Phänomen Arbeitslosigkeit ist ein sehr vielschichtiges Phänomen. Würden wir nicht nur Erwerbstätigkeit, sondern auch alle anderen für eine Gesellschaft wichtige Tätigkeiten als Arbeit definieren und verstehen, dann würde auffallen, dass viele Menschen in Arbeit geradezu ersticken (Lohnarbeit, Erziehungsarbeit, Pflege von Angehörigen, Förderung des Nachwuchses, musikalische und sportliche Förderung von Kindern, Jugendlichen und Erwachsenen, Schulaufgabenbeaufsichtigung, Kinder-Shuttle-Service, sich weiterbilden, also am Wissenszuwachs der Gesellschaft mitwirken, etc.), und selbst bei denen, die wir jetzt als arbeitslos bezeichnen, würde uns auffallen, dass sie sehr wohl Tätigkeiten verrichten, die gesellschaftlich gesehen unverzichtbar sind, wie z. B. die Erziehungstätigkeit oder viele Formen von Ehrenamtlichkeit.

Wenn hier also die Rede von der Angst vor Arbeitslosigkeit ist, dann ist damit individuell immer etwas ganz Persönliches gemeint. Hinter all diesen Ängsten steckt im Grunde eine Art Urangst, in einer Arbeitsgesellschaft von dem kollektiven, als Arbeit anerkannten Tätigsein ausgeschlossen zu sein und somit nicht nur kein oder weniger Geld zu haben, sondern auch nicht mehr zur Gemeinschaft der Schaffenden dazuzugehören. Würden alle Formen von Arbeit gesellschaftlich als solche anerkannt und wertgeschätzt, dann wäre das Problem schon wesentlich kleiner.

Dennoch, das Thema Arbeitslosigkeit ist neben den Kriegen *das* Spukgespenst der letzten Jahrhunderte, und manchmal scheint es so, als würden wir uns als Gesellschaft irgendwie selbst blockieren, dieses Problem wirklich zu lösen. Eine gesellschaftliche Selbstsabotage sozusagen. Wir mögen vielleicht denken, dass diese Ängste ganz normal seien. Es stecken in ihnen aber, wie in den meisten anderen Ängsten auch, sehr viele Gefahren, die uns blockieren, auf unsere eigenen Chancen und Fähigkeiten zu schauen bzw. unsere Chancen und Fähigkeiten zu verbessern. Die kollektive Angst vor Arbeitslosigkeit hypnotisiert uns alle und führt dazu, dass uns immer weniger einfällt, was wir mit dem, was wir individuell an Fähigkeiten und Kompetenzen haben und mitbringen, so alles anstellen können. Wir müssen höllisch aufpassen, uns nicht immer wieder zu Opfern unserer Verhältnisse zu machen. Natürlich hat es eine gewisse Plausibilität, sich als Opfer der Umstände zu erleben. Genauso gut können wir jedoch auch auf unsere Gestaltungsspielräume und auf unsere Möglichkeiten schauen oder uns an Menschen orientieren, die ihren Weg gegangen sind und weiter gehen. Viele von diesen beruflichen Gestaltern sind auch nur ganz normale Menschen mit durchschnittlicher Begabung. Es geht also darum, der Opfertrance zu entkommen und sich als Gestalter der Umstände zu erleben. Sie allein entscheiden, als was Sie sich erleben, als Opfer oder als Gestalter. Selbst wenn Sie in einer miserablen Situation sitzen, könnte es sich lohnen, sich nicht länger als Opfer, sondern als Gestalter zu erleben. Denn wenn Sie etwas an dieser Situation ändern wollen, dann brauchen Sie Veränderungszuversicht und Veränderungskompetenzen, und die haben Sie in der Opferrolle sehr viel weniger. Sollten Sie jetzt irgendwelche negativen Gefühle bekommen haben, so lade ich Sie herzlich zu einer Entrümpelungsparty in die Entrümpelungsabteilung dieses Buches, der → *Entrümpelungsanleitung*, ein.

Angst vor sinkendem Lebensstandard

Die Angst vor sinkendem Lebensstandard verhält sich ähnlich wie die Zukunftsangst. Sie ist im Grunde nur eine konkrete Form dieser Zukunftsangst. Sollten Sie sie mit sich herumschleppen, so probieren Sie doch mal, sich ihrer mit Hilfe der ➜ *Entrümpelungsanleitung* zu entledigen. Ich muss, glaube ich, nicht darauf hinweisen, dass diese Angst, genauso wie die oben erwähnten anderen Ängste, auch eine sehr positive und hilfreiche Absicht beinhalten kann: echte Bedrohungen und Gefahren besonders schnell und gut wahrzunehmen und Maßnahmen einzuleiten, die Sie davor schützen.

Wenn das bloß nicht schiefgeht!

Ein recht erfolgreicher Start-up-Unternehmer im Bereich Onlinemarketing ist im letzten Jahr sehr erfolgreich gewesen und hat fünf neue Mitarbeiter einstellen müssen. Er hatte eine enorm kreative und erfolgversprechende Idee realisiert, auf die er gekommen war, als er stundenlang in irgendwelchen Warteschleifen großer Webmaster und Onlinegesellschaften gewartet hatte. Der schlechte Service der «Großen» in der Branche gab ihm die geniale Idee, die sich zu bestätigen schien. Leider litt er unter enormen Zukunftsängsten, die von außen betrachtet, wie das eben bei Ängsten so häufig der Fall ist, nicht wirklich nachvollziehbar waren. Diese Ängste blockierten ihn jedoch so sehr, dass er täglich mehrere Stunden mit ihnen beschäftigt war und bei allen Entscheidungen in seiner Firma durch die Angstbrille schaute. So war er natürlich primär auf das Scheitern fokussiert. Bereits in der ersten Coachingsitzung lösten sich seine Zukunftsängste in Wohlgefallen auf, nachdem er ein paar Minuten lang, während er intensiv an diese Zukunftsängste dachte, mehrere Akupunkturpunkte beklopfte. Er konnte es gar nicht fassen und war begeistert. Das Thema Zukunftsangst war jedenfalls durch, und er entschied sich, in ein paar Coachingsitzungen noch an einigen anderen Themen zu arbeiten.

Egal welche Ängste Sie noch so mit sich herumtragen: Gehen Sie einfach zur → *Entrümpelungsanleitung* und entziehen Sie diesen Ängsten die Energie, indem Sie Ihr körpereigenes Energiesystem, das Meridiansystem, mittels Klopftechnik stimulieren – und lassen Sie sich überraschen, wie sich dabei die negativen Gefühle und Ängste verändern. Oder lesen Sie weiter, was es noch so alles an emotionalem Gerümpel gibt.

Sorgen

Sich Sorgen zu machen ist ein Energieräuber erster Güte. Wenn wir uns Sorgen machen, sind wir problemfokussiert. Wir schauen, wenn wir uns Sorgen machen, mal wieder nur auf das, was alles nicht zu funktionieren scheint, oder auf das, was alles schiefgehen kann. Mit Verlaub, wenn man sich permanent Sorgen macht, steckt darin auch eine gewisse Portion Ignoranz, Ignoranz allen positiven Möglichkeiten gegenüber. Man kann sich im Grunde über alles und jedes Sorgen machen. Die Sprache verrät im Übrigen, dass es sich um ein hausgemachtes Problem handelt. Ich *mache mir* Sorgen. Das ist etwas ganz anderes, als Sorgen zu *haben*. Aber auch scheinbar begründete Sorgen sind Krafträuber, die es lohnt zu entrümpeln. Es gibt immer die Möglichkeit, etwas anders auf die Dinge zu schauen, die uns Sorgen machen. Und dieser Perspektivwechsel führt oft zu einer Erleichterung. Wenn Sie nun also hausgemachtes oder fremdverschuldetes Sorgengerümpel an Bord haben und diesen Ballast loswerden wollen, so folgen Sie mir einfach in die Sorgen-Entrümpelungskammer dieses Buches, in die → *Entrümpelungsanleitung*.

Schuldgefühle

Schuldgefühle gehören zu den sogenannten *sekundären* Gefühlen, wie z. B. auch Scham und Peinlichkeit. Dies sind Gefühle, die uns nicht angeboren sind und die wir nicht unbedingt zum Überleben brauchen. Sekundäre Gefühle sind vor allem kulturell, also durch Lernen und Erziehung entstanden. Sie haben auch mehr kognitive Anteile als die primären Gefühle, welche uns angeboren sind und die für unser Leben und Überleben existenziell wichtig sind. Natürlich gibt es auch sehr funktionale, also sinnvolle Schuldgefühle. Nämlich dann, wenn wir tatsächlich Schuld an etwas haben. In diesem Fall ist das Schuldgefühl eine Art soziales Gewissen und macht das Zusammenleben sicherer und leichter. Dieses gesunde Schuldgefühl ist hier nicht gemeint. Hier geht es vielmehr um dysfunktionale Schuldgefühle, also Schuldgefühle, unter denen wir leiden, ohne dass wir uns wirklich schuldig gemacht haben. Manchmal allerdings verbirgt sich hinter den Schuldgefühlen auch eine Art Omnipotenzphantasie. Das bedeutet, man hält sich für mächtiger oder einflussreicher, als man eigentlich ist. Hier hätte das Schuldgefühl allerdings eine gewisse positive Funktion. Es gibt uns das Gefühl, mächtiger oder einflussreicher zu sein, als wir es in Wirklichkeit sind.

Sollten Sie die Vermutung haben, dass Sie so eine Art Schuldgefühl haben, dann werden Sie sicherlich auch von dem Kapitel über das Selbstwertgefühl profitieren, denn hinter solchen «Allmachtsphantasien» stecken meist Selbstwertprobleme.

Schuldgefühle sind übrigens auch enorm praktische automatisierte Befehle, um Menschen beherrschen zu können. Sie werden bewusst oder unbewusst immer dann anderen Menschen eingepflanzt, wenn man sich ihrer Gefolgschaft ganz sicher sein will. Also seien Sie wachsam, ob nicht jemand versucht, Ihnen Schuld einzureden.

Schuldig oder nicht schuldig, das ist hier die Frage

Ein frischverheirateter kaufmännischer Angestellter Ende zwanzig kam in ein Coaching, da er unter massiven Schuldgefühlen litt. Diese blockierten ihn beruflich gleichermaßen wie in seinem Privatleben. In dem Coachingprozess wurde ihm deutlich, dass ihn selbst keinerlei reale Schuld traf, was sich jedoch auf sein Schuldgefühl noch nicht erleichternd auswirkte. Seine hohen Erwartungen an sich selbst führten weiterhin dazu, dass er sich schuldig fühlte. Schuldig, seine eigenen hohen Ziele nicht erreicht und somit versagt und andere enttäuscht zu haben. Erst als er mittels der

Selbstakzeptanzübung mehrere Selbstvorwürfe und dysfunktionale Glaubenssätze entrümpelt hatte, ging es ihm deutlich besser.

Im weiteren Verlauf kam noch heraus, dass sein Großvater im 2. Weltkrieg tatsächlich Schuld auf sich geladen hatte, dieser dies aber aufgrund seiner verblendeten politischen Weltsicht nicht hatte einsehen können. Als unser Coachingklient mittels einer befreienden Affirmation die Schuld bei seinem Großvater ließ und diesen aber gleichzeitig als lieben Großvater, der er für ihn nun mal auch war, annehmen konnte, fühlte er sich richtig befreit. Das Klopfen half ihm dabei, seine Schuldgefühle und Ängste, die in dem Prozess aufkamen, schneller wieder loslassen zu können.

Wenn Sie echte Schuld auf sich geladen haben, dann ist es natürlich wichtig, sich der Verantwortung zu stellen. Wenn Sie das nicht hinbekommen, dann können Sie auch die Gefühle entrümpeln, die es Ihnen schwermachen, die Verantwortung zu übernehmen. Doch egal was Sie machen, ohne Ausgleich oder Wiedergutmachung behalten Sie Ihre Schuld und wahrscheinlich auch Ihre Schuldgefühle. Da hilft dann auch kein Klopfen.

Die meisten Menschen leiden jedoch grundlos unter Schuldgefühlen. Wenn Sie unter dieser Form von Schuldgefühlen leiden, gehen Sie guten Gewissens in die → *Entrümpelungsanleitung* dieses Buches und befreien Sie sich dort von diesen Energieräubern.

Scham / Peinlichkeit / Verlegenheit

Aus Sicht der modernen Emotionspsychologie sind Scham und Peinlichkeit sogenannte «Unlustgefühle», also schmerzhafte Selbstwahrnehmungen des Menschen, der erfahren muss, dass sein Ich-Ideal, also wie er gerne sein möchte, und sein Ich, also sein realer Zustand, nicht deckungsgleich sind. Das Unangenehme ist nun, dass wir befürchten, dass diese Diskrepanz auch anderen auffällt. Um Scham und Peinlichkeit empfinden zu können, brauchen wir immer eine Öffentlichkeit, sei sie real da im Sinne von Zuschauern und Beobachtern, oder sei sie einfach nur imaginiert. Scham und Peinlichkeit haben eine enorm klein machende Wirkung. Wir fühlen uns ertappt, erwischt, vielleicht sogar etwas schmutzig und irgendwie auch schuldig. Scham und Peinlichkeit sind hochwirksame innere Blockierer. Die Angst vor Scham und Peinlichkeit schränkt uns oft erheblich ein, uns öffentlich zu zeigen. Deshalb ist es nur intelligent, wenn wir unsere Schattenseiten und Unvollkommenheiten annehmen und zu ihnen stehen. Denn dann müssen wir nicht mehr allzu sehr befürchten, vor anderen aufzufliegen. Es ist tatsächlich so, dass wir, um Scham und Peinlichkeit zu empfinden, vorher in unserem Selbsterleben meistens schrumpfen, also uns kleiner und jünger fühlen müssen. Versuchen Sie einmal, so alt zu bleiben, wie Sie sind, und Scham und Peinlichkeit zu empfinden. Es dürfte Ihnen wesentlich schwerer fallen.

Scham und Peinlichkeit sind häufig als Kopfgerümpel anzutreffen. Sie haben eine sehr starke körperlich spürbare Komponente. Es erscheint logisch, dass gegen Scham und Peinlichkeit zum einen Selbstakzeptanz wirksam ist und zum anderen eine Technik genutzt wird, bei der der Körper in den Veränderungsprozess eingebunden ist: das Klopfen.

Das Klopfen selbst wiederum ist manchen Menschen übrigens auch peinlich. Deshalb wird es in der Öffentlichkeit noch nicht so häufig praktiziert.

Sie können sich vorerst also in das Entrümpelungsséparée zurückziehen und die → *Entrümpelungsanleitung* durcharbeiten.

Ärger und Wut

Ärger und Wut sind ja zu großen Teilen sehr sinnvolle und nützliche Gefühle. Sie sollen uns in eine zielgerichtete Handlung bringen, damit wir z. B. jemandem die Meinung sagen, anderen Grenzen aufzeigen oder wir etwas tun, wofür wir zunächst keine Energie hatten. Häufig jedoch leiden wir unter einer Form von Ärger und Wut, die uns lähmt und handlungsunfähig macht. Wir sind dann ärgerlich auf jemanden, während der auf irgendeiner Terrasse sitzt und einen Campari schlürft. Unsere Wut, unser Ärger haben oft keine für uns nützliche Funktion. Hier könnten wir entweder daran arbeiten, dass wir unseren Ärger oder unsere Wut für eine Handlung nutzen. Meist steht uns eine Angst im Wege, der Kraft des Ärgers und der Wut nachzugeben. Dann müssten wir unsere handlungsblockierende Angst entrümpeln. Oder aber unser Ärger und unsere Wut sind wirklich nur noch Gerümpel. Dann sollten wir uns schleunigst von ihnen verabschieden. Bis gleich also in der Entrümpelungsabteilung dieses Buches.

Ich bin total wütend

Eine junge Architektin, die ganz in ihrem Beruf aufging, hatte immer wieder massive Ärger- und Wutattacken auf ihren Freund. Im Verlauf des Coachings wurde ihr deutlich, dass ein großer Teil dieses Ärgers gar nicht ihrem Freund, sondern ihrem Vater galt. Die Verhaltensweisen des Freundes hatten sie an ihren Vater erinnert, und sie hatte unbewusst negativ auf den Freund reagiert. Nun richtete sie ihren Ärger und ihre Wut gegen den Vater, und sie konnte sich stundenlang über dessen Art echauffieren. In einer weiteren Erkenntnisschleife wurde ihr deutlich, dass sie einen Großteil des Ärgers von ihrer Mutter übernommen hatte, die sich von ihrem Mann, also dem Vater der Klientin, nie richtig geliebt gefühlt hatte. Dank des Klopfens konnte die junge Architektin all den Ärger und die Wut entrümpeln. Am Ende des Coachings konnte sie sogar über sich lachen, wenn sie mal wieder hochzugehen drohte wie eine Rakete. Der Humor und das Klopfen helfen ihr seitdem, wieder auf dem Boden ihrer Realität anzukommen und das Leben und ihre Partnerschaft mehr zu genießen.

Bedenken Sie: *Wer seinen Kopf nicht selbst entrümpelt, der bleibt «verstopft» und läuft Gefahr, ein emotionales und gedankliches Vermüllungssyndrom zu entwickeln!*

Neid / Missgunst / Eifersucht / Geiz

Diese Gruppe von Gefühlen vereint, dass sie sich immer auf andere Menschen bezieht. Wenn wir neidisch oder missgünstig auf jemand anderes schauen, dann glauben wir, dieser Mensch sei irgendwie im

Vorteil, bessergestellt, habe etwas, was wir auch gern hätten, es uns jedoch irgendwie nicht vergönnt zu sein scheint, dieses auch zu erlangen. Interessanterweise sind wir nicht auf jeden neidisch, der etwas hat, was wir nicht haben. Zunächst müssen wir das Neidobjekt auch haben wollen, bzw. es muss für uns im Rahmen des Möglichen liegen, es auch erwerben zu können. Auf etwas, was völlig außerhalb unserer Möglichkeiten liegt, werden wir vermutlich nicht neidisch sein, da wir uns nicht vorstellen können, wie das genau ist. In einem solchen Fall würden wir den anderen vielleicht eher bewundern. Bin ich jedoch auf etwas neidisch, dann heißt das eigentlich immer auch, dass ich mir das auch für mich vorstellen könnte, es in Gedanken sogar schon tue. Leider reagieren viele Menschen mit der unreifen Form des Neides. Sie entwerten den anderen, auf den sie neidisch sind, bzw. das, auf das sie neidisch sind. Durch die Entwertung erscheinen die Sache und der andere dann zwar nicht mehr so attraktiv, man hat sich allerdings selbst einer Entwicklungschance beraubt. Wenn man konstruktiv, reif und kreativ an Neid und Eifersucht herangeht, dann könnte man sich fragen, was einem das eigene Unbewusste da mitteilen möchte, und die Antwort könnte lauten: *Es ist das, was du zu tun oder zu erlangen noch vor dir hast.* Meine Seele wird sich doch nur regen und mich neidisch machen, wenn ich das Neidobjekt auch gern besitzen möchte, sei es ein Gegenstand, oder sei es eine persönliche Eigenschaft oder Fähigkeit. Jetzt wäre es natürlich sinnvoll, sich zu fragen, ob man auch bereit ist, alles dafür zu tun, um diese Sache zu erlangen. Denn alles hat ja bekanntlich seinen Preis. Ist der Preis zu hoch, fällt es vielleicht schon etwas leichter, seinen Neid aufzugeben. Erscheint der Preis angemessen, dann könnte man sich ja auf den Weg machen, diese Sache anzugehen. Sollte Ihnen bei der einen oder anderen Vorgehensweise zu viel emotionales Gerümpel im Wege stehen, so vermute ich, dass Sie sich bereits schon aufgemacht haben in die Entrümpelungsinstitution dieses Buches, die ➜ *Entrümpelungsanleitung.* Sollten Sie unter Eifersucht leiden, dann werden Sie vor allem im Kapitel über das Selbstwertgefühl profitieren und auftanken (S. 111, 181). Denn wenn Sie sich erst einmal Ihres eigenen Wertes wirklich bewusst sind, dann dürfte sich dies sehr günstig, nämlich reduzierend auf Ihre

Eifersucht auswirken. Sollten Sie unter Geiz leiden, dann könnte sich dahinter irgendein anderes Gefühl verbergen. Häufig sind es individuell gesehen sinnvolle Gefühle. Das könnte z. B. die Angst sein, zu kurz zu kommen, oder die Angst zu verarmen. Oder vielleicht haben Sie eine Zeit Ihres Lebens anderen sehr viel geben müssen, dann könnte es sein, dass Sie nun nicht mehr bereit sind, auch nur die kleinste Kleinigkeit zu teilen. Es kann allerdings auch sein, dass Sie einfach nur «geizig» gelernt haben, weil in Ihrem Familiensystem alle geizig waren.

Wir leben ja in einer Zeit, in der einige Menschen meinen, Geiz sei geil. Ich lade Sie einfach mal ein, sich verschiedene Menschen vorzustellen, die geizig sind. Finden Sie diese Zeitgenossen eher sympathisch oder eher unsympathisch? Na also!

Ich würde eher den Slogan «*Großzügigkeit ist geil*» nutzen wollen. Denn Großzügigkeit öffnet die Herzen anderer Menschen und sagt ja im Übrigen aus, dass wir reichlich haben, um abzugeben, während hinter dem Geiz immer ein Mangel steckt, z. B. die latente Angst des Geizigen, er könne nicht genug haben. Der Geizige also ein Angsthase und Mangelwesen? Nicht gerade ein guter Werbeträger, wenn man es sich genau überlegt. Lieber Geizhals, seien Sie spendabel mit sich selbst und entrümpeln Sie Ihren Kopf und Ihr Herz vom Geiz, Sie werden sich wundern, für welche anderen wahren Schätze Sie dann Raum haben. Ich begleite Sie gern in den Entrümpelungsmarkt dieses Buches, die
➜ *Entrümpelungsanleitung ... Sie sind doch nicht blöd.*

Zurückweisung / Kränkung / Liebeskummer

Wenn unser Selbstwertgefühl sich im Keller befindet, dann nehmen wir natürlich Zurückweisungen und Kränkungen sofort persönlich, fühlen uns abgelehnt, ungeliebt und wertlos. Hier haben wir allerdings als Erwachsene einen riesigen eigenen Anteil daran. Wenn mich jemand ablehnt, zurückweist oder versucht zu kränken, dann sagt das doch zunächst nur etwas über ihn aus. Er (oder sie) hat ein Problem mit mir, kann oder will, aus welchen Gründen auch immer, mich nicht an sich heranlassen. Es ist schon sehr egozentrisch, dass wir zuerst und oft ausschließlich auf unsere eigenen Anteile schauen, wenn wir abgelehnt werden. Natürlich ist es immer gut, auch seine eigenen Anteile bei Zurückweisungen und Kränkungen oder bei fehlender Gegenliebe zu überdenken. Dennoch: Wenn ich mich liebe, akzeptiere, mag, sympathisch finde und zu mir stehen kann (*mit* allen meinen Fehlern und Einschränkungen), dann trifft mich eine Ablehnung bei weitem nicht so sehr, wie wenn ich nichts von mir halte.

Also Hausaufgabe Nr. 1 bei leichter Kränkbarkeit und schnellem Leiden unter Zurückweisung: *Liebe dich mindestens so sehr wie deinen Nächsten!* Auf gar keinen Fall jedoch weniger. Denn wir brauchen es, geliebt zu werden, und wenn wir uns zu wenig lieben, machen wir uns zu sehr abhängig von der Liebe der anderen, und damit sind wir dann wieder verletzbarer und kränkbarer. Die negativen Gefühle, die durch Zurückweisungen, Kränkungen und Liebeshungrigkeit entstanden sind, können Sie aus Ihrem Kopf nach bewährtem System entrümpeln. Also raus aus der Schmollecke und rein ins Entrümpelungsvergnügen der ➔ *Entrümpelungsanleitung*.

Keiner hat mich richtig lieb

Eine sehr resolut und selbstsicher wirkende Ärztin um die 50 berichtete in einem Workshop, in dem Psychotherapeuten das Klopfen lernen, dass sie nicht damit klarkomme, wenn sie von ihrem Mann oder anderen ihr nahestehenden Personen zurückgewiesen werde. Sie interpretierte die Zurückweisung immer als Äußerung gegen sich und verlor in diesen Momenten vollständig ihre sonst so selbstsichere und resolute Art. Es verwunderte nicht, dass sie sich während dieser Selbstzweifelkrisen innerlich wieder wie in der Pubertät fühlte, wo sie mehrfach die Erfahrung gemacht hatte, von anderen abgelehnt zu werden. Sie war relativ früh sehr weit entwickelt und hatte schon früh eine sehr weibliche Ausstrahlung. Dies hatte ihre Klassenkameraden im Nachhinein betrachtet wohl erheblich unter Stress gesetzt, da sie körperlich schon so weit entwickelt war und die Mitschüler noch nicht so genau wussten, wie mit so viel weiblicher Ausstrahlung umzugehen sei. Die Jungs reagierten mit Albernheit und hänselten sie, was sie als massive

Ablehnung und Zurückweisung erlebt hatte. Seitdem reagierte sie auf Zurückweisung mit übersteigerter Enttäuschung und Selbstwertzweifeln. Mit dem Klopfen hat sie zunächst die alten schmerzlichen Erlebnisse befriedet, da diese noch negative emotionale Störfeuer in die Gegenwart sandten. Danach ging es daran, selbstwertreduzierende Glaubenssätze zu entlarven und mittels der Selbstakzeptanzübung in positive und selbstwertstärkende Affirmationen zu überführen. Am Ende der Übung wurde ihr spontan klar, dass die Zurückweisung der anderen ja viel mehr über diese aussagte als über sie. Es war nun für sie deutlich erkennbar, warum die anderen sie in den jeweiligen Situationen zurückgewiesen hatten.

Hoffnungslosigkeit / Perspektivlosigkeit / Frustration

Die wohl potentesten Entwicklungs- und Handlungsbremsen sind die sekundären, also erlernten und meistens völlig unnützen Gefühle wie z. B. Hoffnungslosigkeit, Perspektivlosigkeit, Ausweglosigkeit, Frustration und Verzweiflung. Manche Menschen sagen, dass seien die Symptome der Krankheit *Morbus Deutschland*. Wir Deutschen haben ja tatsächlich ungeheure Kompetenzen für Tiefe, Schwere und die Fähigkeit der Problemfokussierung. Leider für den Preis, dass wir wenig lösungsorientiert sind (vor allem im Vergleich mit den Amerikanern) und wenig Leichtigkeit beherrschen (im Vergleich mit vielen Asiaten und mediterranen oder karibischen Zeitgenossen). Wenn Sie unter den oben aufgeführten Gefühlen leiden und sie loswerden wollen, dann begeben Sie sich bitte ganz hurtig ins Entrümpelungsamt dieses Buches, die → *Entrümpelungsanleitung*. Erklärungen oder verstandesmäßige Ansprachen haben nämlich, solange Sie unter diesen Gefühlen leiden, wenig Sinn und Wert. Ihre Großhirnrinde würde jede noch so gute Idee mit Einwänden und Skepsis torpedieren. Und noch etwas: Lassen Sie sich Zeit. Zeitdruck und Ungeduld sind die wirksamsten Boykotteure solcher Entrümpelungsprozeduren.

Hilflosigkeit

Damit wir uns hilflos fühlen können, müssen wir eine ganz spezielle Art der Selbstsicht haben. Wir dürfen uns auf gar keinen Fall etwas zutrauen, und wir dürfen uns um Gottes willen nicht an Situationen erinnern, in denen wir das Problem oder ähnliche Probleme schon einmal gelöst haben. Denn trauten wir uns etwas zu oder würden wir uns an unsere Fähigkeiten erinnern, könnte es sein, dass wir es nicht mehr schaffen würden, uns hilflos zu fühlen. Also: Sich hilflos zu fühlen ist auch eine Leistung, eine Leistung unseres Gehirns. Meist fühlen wir uns in der Hilflosigkeit kleiner oder jünger, als wir es in Wirklichkeit sind. Wir sind dann innerlich geschrumpft. Sollten Sie sich gerade irgendjemandem oder irgendeiner Sache gegenüber hilflos fühlen, dann fragen Sie sich doch bitte erst einmal wieder, wie alt oder wie groß Sie sich gerade fühlen. Na und? Und jetzt machen Sie sich bitte klar, wie alt Sie wirklich sind, d. h., wie viele Jahre Lebenserfahrung Sie wirklich haben. Wie fühlen Sie sich jetzt dieser Sache oder dieser Person gegenüber? Sollten Sie sich immer noch hilflos fühlen, dann nehme ich Sie jetzt an die Hand und begleite Sie in das Entrümpelungsleihhaus, in dem Sie Ihre Hilflosigkeit gegen Selbstzuversicht und Selbstwirksamkeit eintauschen können. Folgen Sie mir zur ➔ *Entrümpelungsanleitung*.

Schmerzliche Erinnerungen / traumatische Erlebnisse

Zum Thema Trauma ist in den letzten Jahren sehr viel Erhellendes und Spannendes geforscht und veröffentlicht worden. Hier soll es um all die Erlebnisse gehen, die wir in der Vergangenheit erlebt haben und die beim Erinnern noch immer oder immer wieder negative Gefühle aktivieren. Sollten Sie ganz schlimme Sachen erlebt haben, sollte also Ihr Gerümpelspeicher mit sehr großem und schwerem Gerümpel vollstehen oder mit Dingen, vor denen Sie sich fürchten, so könnte es angenehmer sein, sich jemanden zu suchen, der Ihnen beim Entrümpeln hilft. Zu zweit entrümpelt es sich ja wesentlich leichter als allein. Außerdem gibt es eine Menge an Entrümpelungsprofis, die sich auf die

Entrümpelung von schmerzlichen und noch virulenten Erinnerungen spezialisiert haben. Es geht mit denen gemeinsam eben viel leichter und schneller als allein. Sie müssen nur eine kleine Hürde überwinden und diesen Menschen trauen und Kontakt zu ihnen aufnehmen. Das allerdings könnte für Sie besonders schwierig sein, wenn Sie in Ihrer Vergangenheit von Menschen enttäuscht, verletzt und vielleicht sogar missbraucht worden sind. Sie können aber auch schon selbst anfangen, einfach ein wenig Zeug zu entrümpeln. Die Selbstheilungskräfte von uns Menschen kann man nicht hoch genug einschätzen. Es könnte also sein, dass Sie sich eine Menge Gutes mit der Entrümpelung tun. Vor allem machen Sie die so wichtige Erfahrung der Selbstwirksamkeit, jener Erkenntnis, dass Sie selbst etwas Gutes für sich tun können. Dazu gehört auch, sich von alten Geistern zu befreien. Wir alle tragen mehr oder weniger viele schmerzliche Erlebnisse mit uns herum. Viele Menschen fragen, ob man denn immer wieder in die Vergangenheit gehen müsse, um sich von schmerzlichen Erlebnissen der Vergangenheit befreien zu können. Ich beantworte das immer folgendermaßen: Wenn etwas, das ich in der Vergangenheit erlebt habe, heute noch bei mir negative Gefühle auslöst, dann ist es im Grunde keine Vergangenheit, sondern Gegenwart. Denn ich habe ja heute diese negativen Gefühle. Natürlich könnte ich wieder versuchen, dies alles zu verdrängen, was mir vielleicht auch teilweise gelingt. Ich verbrauche jedoch dabei viel Verdrängungsenergie, um mich vor jeder schmerzlichen Erinnerung zu schützen. Das führt dazu, dass ich alle möglichen Situationen vermeide, die mich an das schmerzliche Erlebnis erinnern könnten. Diese Vermeidungsbestrebungen sind oft eine enorme Einschränkung meines Erlebnishorizonts. Es kann daher sehr sinnvoll und lohnend sein, sich von dem traumatischen und schmerzlichen Erinnerungsgerümpel zu befreien. Wer sonst, wenn nicht Sie, hätte es verdient, nach solchen negativen und schmerzlichen Erfahrungen spätestens von nun an glücklich und zufrieden zu leben? Diese Reise hat vielleicht einige hundert oder tausend Meilen, aber auch sie beginnt mit dem ersten Schritt, und ab dem befinden Sie sich auf dieser Reise in die emotionale Freiheit. Schon die ersten Schritte dieser Reise können erleichternd für Sie sein.

Eine echte Reise ist ja auch nicht erst dann schön, wenn man von ihr zurück ist, sondern oft schon ab der ersten Minute. Häufig stellt sich ja schon vor dem eigentlichen Reiseantritt die Vorfreude ein.

Diese Entrümpelungsreise beginnt damit, Ballast abzuwerfen, wozu ich Sie nun in der Entrümpelungsabteilung dieses Buches, der → *Entrümpelungsanleitung*, erwarte.

Da steckt noch was in den Knochen

Ein leitender Bankangestellter kam in ein Auftritts-Coaching, da er sich in der Öffentlichkeit, bei Vorträgen, Versammlungen und in Besprechungen mit mehreren Teilnehmern immer sehr unwohl und «bedroht» fühlte. Wir fanden sehr schnell heraus, dass dieses Unwohlsein nach einem Banküberfall begonnen hatte, den er 15 Jahre zuvor erlebt hatte. Der Bankräuber hatte die Waffe auf ihn gerichtet und gesagt, dass er sofort abdrücken werde, wenn er, der Bankangestellte, auch nur eine falsche Bewegung machen würde. Den Banküberfall an sich überstand unser Klient einigermaßen, jedoch war er in der Zeit, die darauf folgte, wesentlich schreckhafter und weniger belastbar als zuvor. Als ihm von seinem Chef für seine Verunsicherung keinerlei Verständnis entgegengebracht wurde, war er massiv enttäuscht und fühlte sich von «seiner» Bank verlassen und im Stich gelassen. Er ließ sich in eine andere Filiale versetzen, da der Stress in seiner Filiale immer wieder auftrat, wenn ein Kunde die Bank betrat, der ihn an den Bankräuber erinnerte. Ab dieser Zeit fühlte er sich auch auf betrieblichen Veranstaltungen mehr und mehr unwohl. Er entwickelte ein recht ausgeprägtes Auftrittsstresssyndrom. Ihm selbst waren diese Zusammenhänge zunächst überhaupt nicht klar gewesen, und es war schon entlastend für ihn, diese Zusammenhänge zu sehen, da er mittlerweile begonnen hatte, sich selbst Vorwürfe dafür zu machen, dass er «immer empfindlicher» werde.

Der erste Schritt der Entrümpelungsaktion lag also darin, die negativen Bilder und Erinnerungen vom Banküberfall mittels der Entrümpelungsklopftechnik zu entsorgen. In einem zweiten Schritt folgte eine Entrümpelung der Erinnerungen an schlechtgelaufene Auftritte und Präsentationen in der Vergangenheit. In einem dritten Schritt arbeiteten wir daran, negative und selbstentwertende Glaubenssätze zu entsorgen und positive selbst-wertstärkende Glaubenssätze, also gute selbstbezügliche Werbeclaims, zu finden. Nach Abschluss des Coachings beobachtete der Bankangestellte an sich, dass er sich nun bei Präsentationen und öffentlichen Auftritten wieder sicherer und kompetenter erlebte und dass er sich aber auch insgesamt im Leben entspannter und wohler fühlte.

Enttäuschung / Bedauern / Hadern

In der Enttäuschung, dem Bedauern und dem Hadern steckt immer eine Prise Realitätsverkennung bzw. Nichtakzeptanz der Realität. Im Grunde müssten wir uns riesig freuen und juchzen, wenn wir ent*täuscht* werden, denn die *Täuschungen*, denen wir erlagen, sind ja nun beendet. Komisch eigentlich, dass Enttäuschung so negativ besetzt ist. Eigentlich könnten wir doch froh sein, dass wir ab sofort keiner Täuschung mehr aufsitzen. Da wir jedoch getäuscht waren, ist es natürlich normal, dass wir eine Phase der Trauer erleben müssen, um uns von dieser Täuschung zu verabschieden. Doch diese Phase sollte zeitlich begrenzt sein.

Bedauern und Hadern sind gegenwarts- und zukunftsverachtende Verhaltensweisen, die uns garantiert die Energie rauben, die wir für die kreative Gestaltung unserer Zukunft brauchen. Wer hadert, der erkennt nicht an, dass die Dinge nun mal so und nicht anders gelaufen sind. Hier haben wir es mit einer speziellen Form der Selbst- und Realitätsablehnung zu tun. Solange Sie sich und Ihre Entscheidungen in der Vergangenheit ablehnen, so lange können Sie bis zum Sankt-Nimmerleins-Tag warten, es wird sich nichts verändern. Der erste Schritt ist, und das ist bereits ein Siebenmeilenschritt, sich mit all seinen Entscheidungen und all dem, was wir erlebt haben, anzunehmen. Um energieraubende Enttäuschungen und selbstschädigendes Bedauern und Hadern zu entsorgen, sollten Sie nicht lange hadern und sich statt-dessen in das Entrümpelungslokal dieses Buches, die ➜ *Entrümpelungs-anleitung*, begeben.

Einsamkeit / Verlassenheit

Zwei Gefühle, die sich sehr quälend und unangenehm anfühlen können, sind Einsamkeits- und Verlassenheitsgefühle. Die Gründe für
dieses emotionale Gerümpel sind vielschichtig, die Auswirkungen äußerst unangenehm. Sich nicht dazugehörig zu fühlen ist schon aus evo-
lutionsbiologischer Sicht ein lebensbedrohlicher Zustand. Wenn man
als Mensch nicht zur Gemeinschaft der anderen Menschen dazugehört,
dann hat man ja tatsächlich schlechtere Überlebenschancen. Deshalb
steckt in den Tiefen dieser negativen Gefühle ein sich existenziell anfüh-
lendes Thema. Natürlich sind wir, wenn wir uns einsam und verlassen
fühlen, nicht immer gleich existenziell bedroht. Aber es fühlt sich halt
so an. Nicht dazuzugehören ist eines der unangenehmsten Gefühle, die
es gibt. Das gesellschaftliche Ausgeschlossensein ist ja auch eine der
härtesten Strafen, die sich Gesellschaften ausgedacht haben. Deshalb
ist es sehr gut nachvollziehbar, dass wir unter diesen Gefühlen so sehr
leiden können. Sollten Sie diese Gefühle kennen, unter ihnen leiden
und sie loswerden wollen, so lassen Sie uns doch gemeinsam zur →
Entrümpelungsanleitung gehen. Lassen Sie sich davon inspirieren, dass
dort Tausende von anderen Menschen Ihre Einsamkeits- und Verlassen-
heitsgefühlt entrümpeln. Allein dieses Wissen, dass so viele Menschen
sich einsam und verlassen fühlen, stellt ja vielleicht einen ersten kleinen
Trost dar und könnte zu einem Gemeinsamkeitsgefühl führen.

Zweifel und Selbstzweifel

Es ist doch zu ärgerlich: Es gibt Leute, die überhaupt nicht und nicht im
geringsten Maße an sich zu zweifeln scheinen, obwohl man von außen
meinen möchte, dass sie allen Grund dazu hätten. Andere wiederum,
die eigentlich bewundernswert und faszinierend sind, sind sich ihrer
selbst alles andere als sicher. Gerecht ist das nicht. Der Selbstzweifel
ist aber auch ein Motor, weiter an sich zu arbeiten und zu feilen, und
somit ein Motor der Selbstentwicklung. Nur irgendwann sollte Schluss
sein mit dem ewigen Selbstzweifel. Denn wenn wir an einem bestimm-

ten Entwicklungspunkt angekommen sind, dann passt es nicht mehr so recht, wenn wir weiterhin ständig an uns zweifeln. Aber auch der Zweifel an der Welt, an anderen Menschen und den Dingen an sich beinhaltet ein enormes Verunsicherungspotenzial, sodass es nicht verwundert, wenn einem klar wird, dass hinter dem Zweifel häufig Ängste stecken. Wohlbekanntes Gerümpel also. Mag es die Angst sein, sich festzulegen, oder die Angst, enttäuscht zu werden, oder die Angst, etwas zu übersehen. Sie sollten bei der Entrümpelung der Zweifel und der Selbstzweifel gut darauf achten, dass Sie auch alle dazugehörigen Ängste gleich mit entrümpeln. Viel Spaß auf dem Entrümpelungsspeicher dieses Buches, der nun schon so häufig erwähnten → *Entrümpelungsanleitung*.

Unterlegenheitsgefühle / Überlegenheitsgefühle

Manche Mensche mögen sich wundern, dass die beiden Themen Unterlegenheits- und Überlegenheitsgefühle in einem Abschnitt behandelt werden. Aber sie haben häufig etwas miteinander zu tun. Bei dem Unterlegenheitsgefühl haben wir ja das Gefühl, dass andere über uns stehen, wir ihnen unterlegen sind. Das fühlt sich sehr unangenehm an. Bei Überlegenheitsgefühlen, die wir ja manchmal haben, ohne wirklich um Längen überlegen zu sein, fühlen wir uns oben und erleben andere uns unterlegen. Gleichzeitig ahnen wir, dass unser «Vorsprung» so groß nicht ist. Und die Entwertung anderer ist häufig eine Art Notfallstrategie, um sich selbst aus einem Unterlegenheitsgefühl oder Entwertungsgefühl zu befreien. Man entwertet einfach jemand anders, und «schwups» fühlen wir uns überlegen oder irgendwie toller. Leider nur *relativ* gesehen. Ist derjenige, den wir gerade entwertet haben, nicht mehr da, dann – «schwups» – fühlen wir uns wieder klein und mickrig. Echte Überlegenheit korrespondiert übrigens nicht unbedingt mit einem Überlegenheitsgefühl, sondern viel eher mit einem Gefühl von Selbstverständnis und Hilfsbereitschaft. Mehr zu diesem Thema finden Sie auch im Kapitel über das Selbstwertgefühl (S. 111, 181). Diese fiesen Unterlegenheitsgefühle und die vielleicht sich etwas aufgeblasen anfühlenden Überlegenheitsgefühle können Sie ja schon mal entrümpeln.

Wo? Natürlich in der ➜ *Entrümpelungsanleitung*. Ach so, wenn Sie sich nun fragen, was denn an Überlegenheitsgefühlen so schlecht sein soll: Machen wir es wieder wie mit den geizigen Zeitgenossen. Stellen Sie sich einfach mal zwei Menschen vor. Den einen mit Überlegenheitsgefühlen Ihnen gegenüber und den anderen, der Ihnen vielleicht auch überlegen ist, dieses Überlegenheitsgefühl aber nicht hat und somit auch nicht ausstrahlt. Und? Wer ist Ihnen sympathischer?

Aufgrund unserer Empathiefähigkeit können wir eben häufig sehr genau spüren, was andere Menschen gerade fühlen. Diese Fähigkeit zu fühlen, was andere fühlen, verdanken wir neuronalen Netzwerken, den Spiegelneuronen[18].

Ich bin der Einzige, der Ahnung hat, alle anderen sind Idioten!

Ein 25-jähriger Programmierer eines großen Softwareunternehmens berichtete, dass er sehr darunter leide, dass alle seine Kollegen und seine Chefs überhaupt keine Ahnung von der Materie hätten. Er sei einfach nur angewidert von so viel Dummheit und Ignoranz. Seine Einstellung hatte bereits dazu geführt, dass er immer wieder mit fast allen Kollegen und Vorgesetzten seiner Firma, mit denen er längere Zeit zusammen an einem Projekt arbeiten musste, angeeckt war. Das Coaching war seitens seiner Vorgesetzten ein deutlicher Hinweis, dass er an seiner Einstellung etwas ändern müsse, sonst sähen seine Zukunftsaussichten in dem Unternehmen nicht mehr so rosig aus. Dieses «Zwangs-Coaching» erlebte der Programmierer als massive Kränkung, die er wieder in gewohnter, seine Umwelt entwertender Weise verarbeitete.

Es gelang mir, eine gute Beziehung zu ihm aufzubauen, was zunächst schwierig war. In dem zwischen uns ausgehandelten Coachingkontrakt war dann aber auch vorgesehen und ihm wichtig, dass ich ihm deutliche Rückmeldungen hinsichtlich seiner Äußerungen und seines Verhaltens geben solle. Dies erlaubte mir, bereits in der zweiten Sitzung Klartext mit ihm zu reden. Ich signalisierte ihm, wie sein Verhalten auf die anderen wirke, und äußerte, dass mich die Reaktion seiner Kollegen und Chefs nicht verwundere. Wahrscheinlich standen die Sterne günstig, oder meine klare, aber dennoch wertschätzende Konfrontation führte bei ihm zu einer erstaunlichen Offenheit. Er erzählte daraufhin, dass er sich vielen seiner Kollegen eigentlich unterlegen fühle und er bei seinen Chefs immer das Gefühl habe, dass seine Leistungen denen nie wirklich reichten. Er hatte das eigentliche Unterlegenheitsgefühl in ein kompensatorisches Überlegenheitsgefühl verwandelt. Dies hatte sich zwar subjektiv für ihn besser angefühlt, hatte aber den bereits oben beschriebenen Preis.

Im nun folgenden Prozess arbeiteten wir daran, die eigenen Selbstwerträuber zu entrümpeln und die Unterlegenheitsgefühle mit der Klopfentrümpelungstechnik zu verabschieden. Anfänglich fand er das Klopfen «peinlich» und konnte sich nicht vorstellen, wie es wirken sollte. Nachdem er mir auf meine Nachfrage auch nicht erklären konnte, wie andere emotionale Veränderungstechniken und Psychotherapiemethoden wirken, ließ er sich zumindest auf ein Experiment mit dem Klopfen ein. Ich beschrieb es ihm als eine Art Update seiner eigentlich optimal funktionierenden Software, in der sich lediglich bei Angriffen durch fremde Systeme und Viren ein Systemfehler einstellte, der dazu führte, dass alle Programme, auch die zugelassenen, als feindlich eingestuft und massiv bombardiert wurden. Ein entglittenes Sicherheitsprogramm sozusagen. Diese Idee machte ihm viel Spaß, und er war neugierig auf diese «bioenergetische Programmiersprache».

Nach einigen Sitzungen berichtete er, dass er die Kollegen und vor allem seinen direkten Chef als wesentlich netter und wertschätzender erlebe. Es war ihm gar nicht aufgefallen, dass er selbst Wesentliches an seiner Kommunikation geändert hatte: Er entwertete bei weitem nicht mehr so viel die anderen.

Innere Leere

Das Unangenehme und Quälende an der inneren Leere ist gerade die Abwesenheit jeglichen Gefühls. Innere Leere kann aber auch ein wichtiger Hinweis unseres Unbewussten sein, dass uns etwas Wesentliches im Leben noch fehlt. Da sich innere Leere sehr ähnlich wie Leblosigkeit und Unlebendigkeit anfühlt, ist es nicht weiter verwunderlich, dass das Ganze so unangenehm ist und wir diesen Zustand vermeiden wollen.

Wenn ich jedoch erkennen möchte, was meinem Körper, meinem Geist oder meiner Seele fehlt, dann muss ich mich schon für geraume Zeit dieser inneren Leere stellen. Wenn ich wirklich offen und neugierig auf meine innere Leere schaue, dann könnte es sein, dass sich direkt aus dem Zentrum der Leere heraus ein Hinweis ergibt, was es denn ist, das mir fehlt. Manchmal jedoch ist innere Leere auch ein Schutz vor zu großen negativen Gefühlen. Egal warum Sie diese innere Leere in sich haben – jetzt wird es interessant –, es lohnt sich, sie zu entrümpeln. Wie kann man denn etwas entrümpeln, was gar nicht da ist?, könnte man sich jetzt fragen. Stimmt. Aber vielleicht verbirgt sich ja hinter der inneren Leere tatsächlich etwas anderes, was sich sehr negativ anfühlt. Wenn es so ist, dann wüssten Sie, was konkret zu entrümpeln ist. Vielleicht müssen Sie also einmal genau hineinspüren, was Sie sich anstatt dieser inneren Leere denn wünschen. Sowohl mit den negativen Gefühlen als auch mit der Suchbewegung nach etwas Erfüllendem können Sie sich in die Fülle der **→ Entrümpelungsanleitung** hineingeben und Ihre innere Leere verstören.

Niedergeschlagenheit / depressive Gefühle

Bei Niedergeschlagenheit und depressiver Stimmung ist unsere Stimmung am Boden. Meist schauen wir dann auch eher nach unten, da unser Gehirn alles als niedergedrückt erlebt. In diesen Situationen dürfen wir unserem kognitiven Denken auf keinen Fall trauen, denn es ist korrumpiert von negativen Gefühlen und einengenden, niederdrückenden Gedanken, die die Flügel unseres Geistes gestutzt haben. Leider meinen wir in diesen Situationen immer noch, dass unser Denken plausibel und richtig sei. Unser Denken ist eben unserem Fühlen nachrangig, deshalb dürfen wir unserem depressiven oder niedergeschlagenen Denken auf keinen Fall glauben. Erste Hilfe bei diesem emotionalen Gerümpel ist eine emotionale Aufhellung. Die erfolgt wieder durch eine Beklopfung nach der **→ Entrümpelungsanleitung**. Wenn sich Ihre Stimmung verbessert hat, gilt es nun, im Leben etwas anders zu machen, sodass Sie nicht wieder in die Niedergeschlagenheit hineinschlittern. Sie sollten auf alle

Fälle einige Zeit in der Selbstwertsteigerungabteilung dieses Buches verbringen.

Antriebslosigkeit / Unentschlossenheit

Bei Antriebslosigkeit, Initiativlosigkeit und Unentschlossenheit handelt es sich um die Verwandten des Stimmungstiefs, also der depressiven Gefühle. Alles, was es anzugehen gilt, macht uns in einer solch antriebslosen Verfassung Mühe, und wir fühlen uns kraftlos und ohne Motivation. Manchmal ist es natürlich auch ein wichtiger intuitiver Hinweis, dass die Sache, um die es gerade geht, vielleicht nicht wirklich richtig oder wichtig für uns ist. Dann sollte man sich viel eher von der Aufgabe, die man meinte erledigen zu müssen, aktiv verabschieden. Wollen Sie das, um das es da geht, wirklich? Oder meinen Sie, es wollen zu sollen oder wollen zu müssen? Wenn Sie es wirklich wollen, Ihr Körper Ihnen aber die Mitarbeit vermittels Antriebslosigkeit, Initiativlosigkeit oder Unentschlossenheit verweigert, dann könnten Sie sich auch fragen, ob Sie Ihren Körper in letzter Zeit evtl. zu sehr überfordert haben und ihm zu wenig Genuss, Wohltaten und Belohnungen haben zukommen lassen. Dann streikt er eben, was bei Vernachlässigung auch nachvollziehbar wäre. Ich schlage vor, dass Sie jetzt umgehend trotz oder gerade gemeinsam mit Ihrer Antriebslosigkeit und Unentschlossenheit in die Entrümpelungsabteilung dieses Buches gehen und dort die ➜ *Entrümpelungsanleitung* beherzigen.

Ungeduld

Wenn Sie es kennen, unter Ungeduld zu leiden, dann dürften Sie jetzt schon genervt sein, dass dieses Thema erst jetzt an die Reihe kommt. Na, dann verlieren Sie mal keine weitere Zeit und begeben Sie sich umgehend zur ➜ *Entrümpelungsanleitung*, die Sie dann bitte mit etwas Geduld durcharbeiten. Ungeduld ist nämlich ein Killer vieler persönlicher Entwicklungsprozesse.

Was es sonst noch gibt

Wahrscheinlich kennen Sie noch das eine oder andere emotionale Gerümpel, das hier nicht aufgeführt ist. Aber ich glaube, es sollte klar geworden sein, bei welchen negativen Gefühlen oder Verhaltensweisen
wir uns in die Entrümpelungsabteilung begeben können, um uns dort
mit Hilfe der ➜ *Entrümpelungsanleitung* von diesen emotionalen Quäl-
geistern und Energieräubern auf eine wertschätzende Weise zu verabschieden. Auch wenn uns das negative emotionale Gerümpel lange Zeit
das Leben schwer gemacht haben sollte, so empfiehlt es sich doch, sich
achtsam und wertschätzend von ihm zu verabschieden. Immerhin waren wir selbst es, die sich dieses Gerümpel zugelegt haben bzw. die wir
diese Gefühle lange beherbergt haben. Es geht nicht darum, sich selbst
zu bekämpfen oder sich zu besiegen, das wäre ein falscher Zugang. Es
geht vielmehr darum, Gefühle, die die Lebensqualität mindern, auf eine
achtsame Weise zu entrümpeln. Und denken Sie daran, manche von
diesen Gefühlen waren einmal sehr wichtig und hilfreich für uns.

Kognitives Gerümpel

So wie emotionales Gerümpel unserer Selbstentwicklung im Wege stehen kann, so kann es auch kognitives Gerümpel tun. Die Art und Weise,
wie wir denken, bestimmt nämlich unsere Realität. Deshalb ist es von
großer Wichtigkeit, kognitives Gerümpel zu entlarven und zu entrümpeln. Nur so können wir unsere inneren Grenzen überwinden und neue
Erfahrungen machen.

Zu viel Kopf – zu wenig Bauch

Wenn unser Kopf voll von Gerümpel ist, dann hören wir quasi durch das Rauschen des Gerümpels nicht mehr so gut, was uns unser Bauchhirn vermittels Intuition oder Bauchgefühl mitteilen möchte. Die meisten Menschen haben zwar eine gewisse Bauchhirnkompetenz, diese ist jedoch oft nicht gut geschult und trainiert. Aufgrund von kulturellen Normen erlauben sich viele Menschen nicht, auf Ihren Bauch zu hören, weil Intuition in westlichen Gesellschaften bislang weniger Bedeutung zugewiesen wird als einer vermeintlich rationalen Entscheidung.

Leider haben Männer aufgrund ihres Rollenverständnisses und sogenannte naturwissenschaftlich gebildete Menschen aufgrund ihrer Überschätzung des kognitiven Denkens und einer manchmal geradezu kindlich gläubigen Grundhaltung Zahlen und Statistiken gegenüber einen gewissen Selektionsnachteil in puncto Intuition. Als real zählt für viele Menschen nur, was mit den bekannten wissenschaftlichen Test- und Erkenntnisinstrumenten nachweisbar ist bzw. was man hinreichend plausibel erklären kann. Bei der Intuition ist es aber gerade so, dass wir zwar ein ganz sicheres Gefühl, ja eine Gewissheit haben und uns auch selten täuschen; wenn wir uns nun aber daranmachen, dieses Gefühl zu erklären, zerfallen uns unsere Erklärungen, noch während wir sie aussprechen. Dies liegt in der Natur der Sache. Man kann sich die Intuition, das Bauchgefühl als verdichtete Wahrnehmung erklären. Hunderte, ja Tausende von unterschwelligen, also für sich genommen uninteressanten und nichts aussagenden, Informationen verdichten sich in uns zu einem deutlich spürbaren Evidenzgefühl, also einem Gefühl von Gewissheit. Doch wie können wir wissen, ohne zu wissen? Es handelt sich hierbei eher um ein Körperwissen und nicht nur um ein kognitives Wissen.

Da der Körper mehr als das Bewusstsein und der Intellekt ist, liegt in dem Körperwissen auch ein größeres Potenzial, hochkomplexe Phänomene zu erfassen. Einfache Dinge kann man besser mit dem Kopf entscheiden, aber hochkomplexe Systeme und Probleme lassen sich nur unter Zuhilfenahme von Intuition und Bauchgefühl verstehen und lösen. Die moderne Hirnforschung hat Unmengen von Hinweisen und Belegen zutage gefördert, die es nahelegen, dass man für gute, stimmige und weitsichtige Entscheidungen sein Bauchgefühl in die Entscheidung mit einfließen lassen sollte.

Wenn Sie Ihr Bauchhirn, Ihre Intuition, Ihr Spiegelneuronensystem bei anstehenden Entscheidungen nutzen, dann ist die Wahrscheinlichkeit um ein Vielfaches höher, dass Sie für sich richtig und gut entscheiden. Falls Sie skeptisch sind, so können Sie sich bei anstehenden Entscheidungen ja notieren, wie Sie unter Beachtung Ihrer Intuition entscheiden würden und wie Sie aus reiner Vernunft entscheiden würden. Dann handeln Sie einfach abwechselnd, d. h., einmal handeln Sie rein vernunftmäßig und ein anderes Mal wieder mit Nutzung der Intuition. Wenn Sie einige Dutzend Entscheidungen getroffen haben und Sie die ersten Rückmeldungen hinsichtlich der Entscheidungsgüte, also des Erfolgs, haben, können Sie ja mal schauen, welche Entscheidungen besser gewesen sind, die reinen Kopfentscheidungen oder die, wo Sie die Weisheit Ihres Körpers mit einbezogen haben. Sollte es wie auch immer geartete Enttäuschungen oder Probleme bei dieser kleinen Untersuchung geben, dann versuchen Sie doch einfach, diese in der → *Entrümpelungsanleitung* zu entsorgen.

Mein Bauch wehrte sich mit Händen und Füßen

Ein Assistenzarzt aus einem meiner Fortbildungskurse bewarb sich um eine interessante Oberarztstelle in einer sehr renommierten Klinik. Alles schien zunächst traumhaft zu sein, die Arbeitsbedingungen sahen blendend aus, das Gehalt schien zu stimmen, die Lage der Klinik war sehr schön. Allein sein Gefühl während des Bewerbungsgesprächs war irgendwie unangemessen unangenehm. Zunächst dachte er, es handele sich um so eine Art Aufregung, aber bei näherem Hinspüren war es das dann doch nicht. Der Chefarzt wollte den Assistenzarzt unbedingt haben, und dieser bat sich noch zwei Tage Bedenkzeit aus. In dieser Zeit recherchierte er, wo er nur konnte, um Informationen über die Klinik und den Chefarzt zu erhalten. Am zweiten Tag wurde er dann fündig. Ein entfernt bekannter Kollege kannte jemanden, der in dieser Klinik einmal gearbeitet hatte. Diesen Kollegen rief er dann sofort an. In diesem Gespräch erfuhr er, dass dieser Chefarzt eine durchaus nicht einfache Persönlichkeit war und sämtliche Assistenten und vor allem die Oberärzte unter ihm litten. Einige Ärzte waren schon nach wenigen Monaten wieder gegangen, weil sie es nicht ausgehalten hatten. Nun wurde ihm schlagartig klar, woher sein komisches Gefühl kam, und er konnte guten Gewissens die Stelle absagen. Sein Kopf hätte die Stelle ohne Zögern angenommen, wenn sich nicht sein Bauchhirn dazwischengeschaltet hätte.

Wie wir den Kopf über- und den Bauch unterbewerten

Wir sind aufgrund unserer abendländischen Philosophiegeschichte und aufgrund der christlichen Ablehnung des Körpers bei gleichzeitiger Idealisierung des Intellekts bzw. der Vernunft immer davon ausgegangen, dass die reine Vernunft unser bester Berater bei allen wichtigen Fragen des Lebens ist. Unsere Sprache weist darauf schon hin: *Sei doch vernünftig, vernünftigerweise sollte man jetzt dies oder jenes tun, ich appelliere an Ihre Vernunft, wir sind doch Vernunftwesen, ich glaube an die Kraft der reinen Vernunft, sei nicht unvernünftig etc.*

Vernunft ist unser Allheilmittel bei den Problemen des Lebens. Alles Körperliche galt und gilt manchen Zeitgenossen in gewisser Weise noch heute als suspekt. Körperliches wurde und wird häufig immer noch als (un)vernünftig erlebt. Wir haben also eine tiefe Skepsis und Unwissenheit dem Körperlichen gegenüber. Vielleicht versuchen wir auch deshalb, dem Körper mittels naturwissenschaftlicher Erklärungsmodelle näherzukommen, was ihn natürlich wieder auf ein intellektuelles Körperverständnis reduziert. Hier stecken wir als Kultur gewissermaßen fest. Jemandem, den ich nicht wirklich kenne, dem ich mich nur mittels naturwissenschaftlicher Studien oder mit einem weißen Kittel zu nähern wage und dessen Eigengesetzlichkeit mir Angst macht, werde ich natürlich kein Vertrauen schenken können. Allem Fremden gegenüber haben wir eine ganz natürliche Angst. Man könnte also sagen, dass wir kulturell gesehen, bezogen auf unseren Körper, eine Art Xenophobie (*xénos* – der «Fremde», der «Gast» und *phóbos* – «Furcht», «Angst»,

«Schrecken») haben. Und jetzt sollen wir diesem uns fremden Körper irgendein dahergelaufenes Bauchgefühl, somatische Marker oder Intuitionsgefühl abkaufen?

Auf der anderen Seite sagen die meisten Menschen, dass sie sich mit ihrem Bauchgefühl selten getäuscht haben. Also geht es nicht darum, die Vernunft abzulegen, sondern darum, das Bauchgefühl hinzuzunehmen, wenn wir intelligente Entscheidungen treffen wollen[19]. Sollte es Ihnen schwerfallen, Ihr Bauchgefühl ernst zu nehmen, so schleppen Sie wahrscheinlich Glaubenssätze und Überzeugungen mit sich herum, die es Ihnen schwermachen, Ihr Bauchhirn zu nutzen. Ich habe das Gefühl, dass Sie vielleicht einmal in der ➜ *Entrümpelungsanleitung* dieses Buches vorbeischauen sollten.

Manchen Menschen erscheinen übrigens wegen der Einbeziehung des Körpers die Klopftechniken als höchst suspekt. Wenn man die Klopftechniken mit der Abstinenz und Körperlosigkeit der Psychoanalyse oder vielen anderen eher kognitiven Therapiemethoden vergleicht, dann ist sie ja auch wirklich eine kulturfremde Provokation.

Neben negativen emotionalen Energieräubern haben wir meist eine Menge an kognitivem, also gedanklichem Gerümpel an Bord. Meist sind es Gedanken, Glaubenssätze und Ideen, mit denen wir uns quasi infiziert haben, die also von anderen kommen und die wir uns in einer Phase der Schwachheit eingefangen haben, da wir uns nicht hinreichend gegen dieses letztlich selbstsabotierende Denken schützen konnten. Diese gedanklichen Infektionen kann man auch als Aliens, also Fremdbewohner, bezeichnen. Ich bezeichne sie auch gern als *Kognokokken*, also Gedanken und Glaubenssätze anderer, an denen wir uns infiziert haben. Als *Emokokken* bezeichne ich im Vergleich dazu Gefühle anderer, an denen wir uns infiziert haben. Manchmal haben wir uns natürlich auch selbst diese schwächenden Glaubenssätze zurechtgedacht. Im Grunde ist es auch egal, ob wir die uns schwächenden und blockierenden Glaubenssätze von anderen übernommen haben oder nicht. Wesentlich ist, dass sie uns schwächen und blockieren.

Die Art und Weise, wie wir denken, ist die Art und Weise, wie wir sind. Unser Denken schafft unsere Realität, deshalb halten wir so hartnäckig selbst an uns schädigendem Denken fest. Innerhalb unseres Denkens haben nämlich diese Glaubenssätze eine gewisse Stimmigkeit und Logik, auch wenn sie sich selbstsabotierend oder selbstschädigend auswirken sollten. Wenn ich also seit meiner Kindheit immer von anderen entwertet und ausgenutzt worden bin und noch werde, dann entwickele ich eben die Identität, dass ich jemand bin, den man entwerten und ausnutzen kann. Jede andere Erfahrung, also z. B. wenn mich jemand achtet oder wertschätzt, passt nicht zu meiner subjektiven Realität und wird interessanterweise nicht mit Infragestellung meiner Glaubenssätze quittiert, sondern mit Skepsis diesen Menschen gegenüber, die da so nett zu mir sind. Das kann doch nicht sein, dass die so nett zu mir sind. Was führen die wohl im Schilde? Wenn mich alle lieben und vergöttern, dann denke ich natürlich irgendwann, dass ich, egal was ich mache, immer liebens- und vergötternswert bin. Das kann dann auch ein Entwicklungshemmschuh sein, da meine narzisstische Selbstüberhöhung eben nicht auf dem Boden der Realität verankert ist und ich mich auch bei falschen oder unpassenden Verhaltensweisen immer im Recht wähne. Das wiederum dürfte zu massiven Beziehungsproblemen führen. Da wir selbst jedoch meist nicht aus einer Metaposition, also von oben, auf unser Denken schauen, bekommen wir allein häufig gar nicht mit, wo wir schädigende Glaubenssätze mit uns herumschleppen. Deshalb hat die Selbstentrümpelung auch ihre natürlichen Grenzen. Das, was ich selbst nicht als unrealistisch und selbstsabotierend erkenne, kann ich natürlich auch nicht entrümpeln. Deshalb schlage ich vor, mittels eines Intuitionstests in sich hineinzuspüren, ob ein potenzieller Glaubenssatz Sie stärkt oder schwächt. Wenn wir uns die Frage stellen, ob es sich um einen von uns selbst entwickelten Gedanken handelt oder ob es sich viel eher um eine *Kognokokkeninfektion,* also die Meinungen und Gedanken anderer, handelt, könnte es sein, dass uns plötzlich klar wird, dass es sich gar nicht um unsere eigenen Gedanken handelt, sondern um die Meinung eines anderen. Wesentlich ist, dass uns dies schwächt oder blockiert und somit eine Art selbstsabotierende Wirkung hat.

Dieses Selbstsabotagemanöver wird in der Energetischen Psychologie auch psychische Umkehrung genannt, da das Energiesystem genau das Gegenteil von dem macht, was wir eigentlich wollen. Also *verkehrt* ist. Da das Problem ja häufig gerade darin liegt, dass wir auf selbstsabotierende und selbstschädigende Aussagen mit einer Stärkung reagieren, der Muskeltest also stark ausfallen würde, müssen wir bei der Anwendung der Selbsttestung mittels provokativer Testsätze genau auf den Inhalt des jeweiligen Satzes achten. Es muss uns also klar sein, dass eine selbstschädigende Aussage intuitiv mit einer Schwächung und nicht mit einer Stärkung von unserem Körper beantwortet werden sollte. Reagieren wir hingegen auf einen provokativen Satz, der vom Körper nicht energetisch unterstützt werden sollte, dennoch mit Stärkung, dann haben wir ein Selbstsabotagemanöver entlarvt.

Das kannst du den anderen doch nicht antun, dass du gewinnst

Bei der Qualifikation zu einem internationalen Wettkampf schaffte es eine hochtalentierte Sportlerin nicht, sich ihren Leistungen gemäß zu qualifizieren. Im letzten Moment, wenn es drauf ankam, machte sie innerlich immer irgendwie schlapp. Dies erlebte sie selbst als eine Art Kapitulation. Im Training war sie eine der bekannten Trainingsweltmeisterinnen, aber bei Wettkämpfen und Qualifikationswettbewerben, also immer wenn es darum ging, andere *zu schlagen*, brach sie ein. In dem Sport-Coaching konnten wir schließlich herausfinden, dass sie es sich nicht erlaubte, andere *zu schlagen*. Im weiteren Verlauf wurde ihr deutlich, dass dahinter viele Äußerungen ihrer Mutter gesteckt hatten, die ihr als Kind immer gesagt hatte, dass sie doch die anderen auch mal gewinnen lassen solle und dass es überhaupt nicht ums Gewinnen gehe, sondern darum, mit anderen schön zu spielen und brav zu sein. Diese inneren Haltungen der Mutter, die ja eigentlich teamgeistfördernd sein sollten und auch waren, hatten sich bei ihr nun aber als leistungsblockierende Glaubenssätze festgesetzt. Nachdem diese Glaubenssätze aufgedeckt worden waren, konnten sie entrümpelt werden.

Im Anschluss daran suchten wir nach ein paar richtig guten, selbstbezüglichen und natürlich stimmigen Werbeclaims. Wir fanden die Sätze «*Ich*

schenke euch allen, dass ich mein Bestes gebe und gewinne» und **«Ab jetzt**
mute ich mich euch in meiner ganzen Kraft und Leistungsfähigkeit zu». **Diese**
Sätze machten ihr großen Spaß, da sie so etwas Klares und für sie auch
angenehm Freches hatten.

Da es bei ihr nicht um emotionalen Stress im Sinne von Aufregung ging,
brauchten wir in dem Prozess auch nicht gegen negative Gefühle zu klop-
fen.

Drei Monate nach dem Sport-Coaching schaffte sie als Einzige aus ihrem
Sportverband bei einem Wettkampf die Qualifikation für ein internationales
Turnier.

Die Transformation in stärkende Denkmuster erfolgt immer mittels
Selbstakzeptanz (trotz des schwächenden Denkens) und durch eine
Etablierung von positiven Denkmustern, die man mittels Energetischer
Psychologie in ihrer Wirksamkeit und Attraktivität noch stärken kann.
Auch hierzu mehr in der ➜ *Entrümpelungsanleitung.*

Persönlichkeitseinschränkende Überzeugungen

Wie bereits oben erwähnt, können selbstsabotierende Glaubenssätze
dazu führen, dass wir unsere Potenziale nicht entfalten und wir weit
unter unseren Möglichkeiten bleiben. Bei persönlichen Veränderungsprozessen ist es von entscheidender Bedeutung, mögliche einschrän-
kende Glaubenssätze zu erkennen und in positive entwicklungs- und
veränderungsförderliche Glaubenssätze zu verwandeln. Im Kapitel
➜ *Entrümpelungsanleitung* haben Sie die Möglichkeit, verschiedene Testsätze auszuprobieren und sich selbst zu testen, ob Sie solche inneren
Blockaden haben oder nicht. Die Transformation dieser blockierenden
Glaubenssätze in förderliche Kernüberzeugungen erfolgt immer mittels einer Selbstakzeptanzübung (Selbstakzeptanz, obwohl wir diese
Einschränkung haben), danach werden alternative selbstunterstützende
innere Haltungen und Glaubenssätze etabliert. Diese müssen in das
persönliche Wertesystem des Einzelnen passen.

Ein junger Geigenstudent war verunsichert, da sein Professor der Meinung war, der Student sei an seinen Grenzen angekommen und solle doch lieber das Studium aufgeben. Da der junge Student nicht nur beim Vorspielen in seiner Geigenklasse, sondern auch im Einzelunterricht bei seinem Professor mittlerweile sehr aufgeregt war, kam er ins Auftritts-Coaching. In der Analyse der selbstwertreduzierenden Glaubenssätze und Kernüberzeugungen kam heraus, dass er von sich dachte, für das große romantische Geigenrepertoire nicht gemacht zu sein. Deshalb konnte er auch nicht überzeugen, wenn er romantische Geigenkonzerte spielen sollte. Ferner dachte er, dass er aufgrund seiner Physiognomie und Anatomie schlechter dastehe als viele seiner Mitstudenten.

Wir entrümpelten zunächst die ihn blockierenden Glaubenssysteme, die hinter den irrationalen Überzeugungen standen, dass er nicht für Brahms, Bruch, Tschaikowsky oder Dvořák geeignet sei, und reduzierten die vielen Ängste, die er in der Musikhochschulzeit erworben hatte. Schließlich gab er die fixe Idee, er sei körperlich ungeeignet für den Beruf eines Geigers, von alleine auf. Sein Selbstbewusstsein wuchs durch einige gute Vorspielerfahrungen, die er machte. Es bleibt zu vermuten, dass es wohl viel eher sein Geigenprofessor gewesen war, der an *seine* Grenzen gekommen ist. Der junge Geiger wechselte den Ort und den Lehrer und war wie neu geboren. Der neue Geigenlehrer sah viel mehr Potenziale in ihm, und so konnte er sich prächtig entwickeln. Heute spielt er in einem sehr bekannten deutschen Sinfonieorchester.

Wer denkt da eigentlich? – oder die Kognokokkeninfektion

Manche Meinung, die wir mit uns herumschleppen, gehört zu dem Gerümpel, das nie nützlich für uns war. Höchstens in dem Sinne, dass wir diese Meinungen angenommen haben, um nicht aufzufallen oder uns anderen gegenüber nicht erklären zu müssen. Wie erkennt man nun schwächende, nicht zu einem selbst gehörende Meinungen, also sogenannte *Kognokokken*? Man erkennt sie daran, dass es uns schwerfällt, diese Meinungen zu vertreten. Wir bemerken dann, dass wir eigentlich keine Worte oder keine Energie haben, diese (Fremd-)Meinung anderen gegenüber zu vertreten. Häufig erkennt man Kognokokken auch daran, dass sie uns mehr Probleme bereiten, als dass sie uns im Leben nützen. Das sind natürlich vage Kriterien, dennoch – versuchen Sie doch mal, den Eigentumsverhältnissen Ihrer Meinungen auf den Grund zu gehen. Hierfür können Sie natürlich auch die **➔ *Entrümpelungsanleitung*** nutzen.

Falsche oder unpassende Ideale und Ziele

Da wir uns so ungeheuer gut prägen lassen und wir am intensivsten am Modell, also am Vorbild anderer, lernen, passiert es natürlich, dass wir Ideale und Ziele, die wir bei anderen sehen, übernehmen, obwohl sie nicht wirklich zu uns passen. Sich von diesen für uns persönlich falschen Idealen und Zielen zu verabschieden kann eine wahre Befreiung sein. Verstehen Sie mich richtig, dies bedeutet nicht, dass es sich insgesamt um schlechte oder falsche Ziele und Ideale handelt, sie sind aber eben manchmal für uns falsch und unpassend.

Wissen Sie, welche das bei Ihnen sind? Sie merken es daran, dass von diesen Idealen und Zielen keine Kraft ausgeht. Normalerweise können uns stimmige und für uns passende Ziele im wahrsten Sinne des Wortes beflügeln. Wir sind hochgradig motiviert, diese Ziele zu erreichen, haben nicht enden wollende Energiereserven dafür zur Verfügung und wachsen auf dem Weg dahin förmlich über uns hinaus. Es ist also gar nicht so schwer, falsche von richtigen Idealen und Zielen zu unterscheiden. Oder? Machen Sie sich nichts vor. Wenn Sie Idealen und Zielen hinterherhängen, die Ihnen keinerlei Kraft und Energie verleihen, dann stimmt etwas nicht. Mit Ihnen ist vermutlich alles in Ordnung, aber mit großer Wahrscheinlichkeit stimmt etwas mit Ihren Idealen und Zielen nicht. Es kann auch sein, dass diese Ideale und Ziele im Grunde schon stimmen, aber nicht jetzt oder nicht in dieser Reihenfolge oder Ausprägung. Es ist ein schöner und kreativer Prozess, sich von den Idealen und Zielen anderer Menschen zu befreien und seinen ganz eigenen Idealen

und Zielen zu folgen. Wenn Sie sich auf diesem Weg eine Entrümpe-
lungshilfe gönnen möchten, dann kommen Sie doch einfach mit in die
→ *Entrümpelungsanleitung.*

Die erste Million mit 30

Ein Student der Wirtschaftswissenschaften arbeitete ohne Pause daran,
seine erste Million mit 30 Jahren zu haben. Er arbeitete als Versicherungs-
makler, beriet kleine Unternehmen, spekulierte an der Börse und sparte
sich sein Geld dadurch, dass er weder Urlaub machte noch ins Kino ging
oder sich mit anderen angenehmen Alltagsdingen beschäftigte. Nach einigen Jahren zeigte er erste Anzeichen eines Burn-out-Syndroms. Er konnte sich nicht mehr motivieren, hatte zu nichts richtig Lust und ließ sein
Studium schleifen. In dem von seinem Vater finanzierten Coaching wurde
sehr schnell deutlich, dass er als Jugendlicher fasziniert war von einigen
meist amerikanischen Buchautoren, die dem Leser versprachen, dass es
ganz leicht sei, seine erste Million bereits mit 30 Jahren zu haben. Da aber
der Student weder mit Drogen dealen wollte noch ein größeres Erbe zur
Verfügung hatte, dachte er, er müsse so viel arbeiten wie nur irgend möglich. Er hatte sich durch diese Haltung in der Tat schon ein ganz nettes
Sümmchen angespart, das war aber noch weit von der Million entfernt.
Wir arbeiteten daran, dass er diese für sein Leben nicht wirklich hilfreichen
Ideale und Ziele entrümpelte und er sich vor allem an den Abschluss seines
Studiums machte. Daneben ging es darum zu analysieren, welche Tätig-
keiten ihm eigentlich Spaß machten und ihm Energie gaben, anstatt diese
zu verbrauchen. Nach einigen Sitzungen war er in seiner eigenen Wertewelt
angekommen und fokussierte sich mehr auf die Gegenwart und was ihm
besonders wichtig war. Dies erhöhte seine Lebenszufriedenheit sichtbar.
Nun war er auch in der Lage und hatte die Zeit, sich seiner Gefühle für andere Menschen bewusst zu werden. Er verliebte sich in eine Kommilitonin.
Wir beendeten das Coaching mit einem sichtlich zufriedenen Studenten der
Wirtschaftswissenschaften, der es gelernt hatte, fremder Leute Ziele und
Ideale von seinen eigenen abzugrenzen und nur die Dinge zu übernehmen,
die sich für ihn stärkend anfühlten.

Wir bekommen als Kinder so viele Meinungen und Überzeugungen von anderen mit, dass wir später im Grunde gar nicht genau wissen, warum wir so oder so denken. Natürlich ist das auch sehr entwicklungsförderlich, somit müssen wir nicht alle Erfahrungen selbst machen. Wir übernehmen aber auch unhinterfragt und unreflektiert die eine oder andere Meinung, die zu uns persönlich eigentlich gar nicht passt. Dann stellt sich natürlich irgendwann einmal die Frage: Wer denkt hier eigentlich? Nun könnten wir uns einfach mal dabei beobachten, wer uns in den Sinn kommt, wenn wir unsere Meinungen so von uns geben. Wenn wir mit den übernommenen Meinungen zufrieden sind, dann ist ja alles in bester Ordnung. Nur wenn wir unter übernommenen Meinungen leiden oder diese uns in der freien Entfaltung unseres eigenen Lebens einschränken, handelt es sich um eine *Kognokokkeninfektion*, und wir sollten diese Fremdmeinungen zur Disposition stellen. Auch hierbei ist die → *Entrümpelungsanleitung* das beste *Medikament*. Sie können die Meinung einfach mal durch die verschiedenen Klärungshilfen durchdeklinieren. Lassen Sie sich überraschen, was am Ende dabei herauskommt.

Es ist auch sinnvoll, die nächsten Tage einfach einmal darauf zu achten, welche Art von Meinungen und Gedanken Sie denken oder äußern. Fragen Sie sich dabei, ob das wirklich Ihre ganz persönliche und wirkliche Meinung ist oder ob es sich um eine berüchtigte *Kognokokke* handelt.

Erst die Arbeit und dann ...

Eine sehr engagierte Mutter und selbständige Steuerberaterin Ende 30 hatte von ihren Eltern die Glaubensüberzeugung übernommen, dass man sich erst ausruhen dürfe, wenn auch wirklich alle Arbeit getan sei. Diese innere Programmierung hatte zwar bei ihr dazu geführt, dass sie ungeheuer erfolgreich und belastungsfähig geworden war, allerdings um den Preis mehrerer Bandscheibenvorfälle und eines Hörsturzes. Da der Zeitpunkt, dass alle Arbeit wirklich getan ist, nie erreicht werden kann, hatte sie sich nie Pausen und Erholung gegönnt. Ihr Körper und ihre Psyche standen ständig unter Anspannung, waren quasi ständig im Dienst. Wenngleich die Aussage der Eltern sicherlich einen sinnhaften Kern hat, führt sie doch bei konsequenter Anwendung zu massiven körperlichen und seelischen Schäden, da wir als Menschen nun mal auch Erholungszeiten brauchen und nicht erst, wenn alle Arbeit getan ist, sondern auch zwischendrin.

Wir entrümpelten die durch die *Kognokokkeninfektion* entstandene sie blockierende Programmierung. Die Steuerberaterin und Mutter erlaubte sich von nun an Pausen und Genuss, was ihre Umwelt zunächst etwas verwirrte. Das anfänglich gelegentlich aufkommende schlechte Gewissen konnte sie mittels der emotionalen Entrümpelungsklopftechnik entsorgen, sodass es nicht mehr auftrat. Insgesamt hatte sich durch diese Maßnahmen ihre Lebensqualität deutlich gesteigert, was übrigens nicht dazu geführt hatte, dass sie weniger leistete. Ganz im Gegenteil, durch die größere Gelassenheit, die sie entwickelte, bekam sie neue, sehr kreative Ideen für ihre Steuerkanzlei und wurde mit weniger Arbeitseinsatz noch erfolgreicher. Auch ihre Kinder waren glücklich über die Veränderung, erlebten sie doch ihre Mutter nun wesentlich humorvoller und gelassener.

Welche Meinungen und Haltungen sind gar nicht meine?

Meins oder nicht meins, das ist hier die Frage. Ich glaube, Sie sind mittlerweile ausreichend sensibilisiert, zu erkennen, was zu Ihnen gehört und was nicht. Wenn Sie mit Ihren Meinungen, Idealen und Zielen zufrieden sind und das Gefühl haben, dass diese Ihnen Kraft und Energie spenden, dann läuft es optimal. Sollten Sie sich jedoch durch diese Meinungen, Ideale und Ziele geschwächt fühlen, dann besteht eine hohe Wahrscheinlichkeit, dass Sie sich eine *Kognokokkeninfektion* zugezogen haben. Dann handelt es sich also nicht wirklich um Ihre eigenen und für Sie richtigen Meinungen, Ideale und Ziele.

Viel Spaß beim Auskurieren in der ➔ *Entrümpelungsanleitung*. Denn für uns gute Meinungen, Ideale und Ziele müssen zu *uns* passen und *uns* energetisieren. Dass viele Menschen Meinungen, Idealen und Zielen hinterherhängen, die sie schwächen, da es überhaupt nicht ihre eigenen sind, ist mehr oder weniger normal, im Sinne von häufig vorkommend. Man hat viele Menschen eben nicht wirklich gut gelehrt zu spüren, was für sie persönlich das Beste ist und was nicht zu ihnen passt.

Wenn Sie natürlich an einer schwächenden körperlichen Erkrankung leiden oder aus anderen Gründen geschwächt sind, dann könnte es sein, dass sich auch gute und für Sie richtige Meinungen, Ideale und Ziele nicht richtig anfühlen. Dann geht es vielleicht zunächst darum, sich auszuruhen oder wieder zu gesunden.

Immer wenn wir Mitmenschen treffen, die irgendwie ein ähnliches Leben wie wir leben, aus einer ähnlichen soziokulturellen Gruppe kommen, ähnliche Berufe, einen ähnlichen Lebensstandard haben oder unsere Nachbarn oder Kollegen sind, sind wir natürlich versucht, uns mit ihnen zu vergleichen. Was im günstigsten Fall also eine Anregung ist, sich zu verbessern, gerät im ungünstigsten Fall zu einem Kopieren des anderen. Fahre ich auch wirklich das richtige Auto? Mache ich genug Urlaub, und ist dieser aus der Perspektive der anderen auch spektakulär genug? Alle besitzen jetzt Aktien, bin ich denn ein Loser, wenn ich keine habe? Wo geht man abends hin? Was zieht man morgens an? Welchen Sportverein besuchen die Kinder? Welche politisch korrekte Meinung muss man haben, was sagt man und was nicht? Darf man im Winter Obst aus Neuseeland essen? Sie sehen, man kann sich im Grunde den ganzen lieben langen Tag lang fragen, ob denn das, was wir so machen, auch wirklich richtig ist. Bei einem solchen Vorgehen wäre die entscheidende Instanz im Außen. Sie können sich natürlich auch fragen, was sich für Sie ganz persönlich richtig und stimmig anfühlt.

Wenn Sie nun das Gefühl haben, das eine oder andere Meinungsgerümpel über Bord werfen zu wollen, dann kommen Sie doch einfach mit in die → *Entrümpelungsanleitung*.

Hauptsache eine sichere Beschäftigung

Eine junge Lehramtsstudentin quälte sich durchs Studium und konnte sich im Grunde für nichts begeistern. Ich fragte sie in der ersten Coachingsitzung, wem zuliebe sie denn eigentlich auf Lehramt studiere. Aus ihr brach es nun heraus, dass sie das alles nicht interessiere, sie wollte doch eigentlich Graphikdesignerin werden, aber ihr Vater, selbst Lehrer, und ihre Mutter, eine Finanzbeamtin, hätten ihr immer wieder «in den Ohren gelegen», doch unbedingt auf Sicherheit zu achten und etwas zu studieren, womit man im Anschluss auch eine feste Anstellung bekommen würde. Ihr wurde recht schell klar, dass das Lehramtsstudium und die Aussicht, als Lehrerin zu arbeiten, für sie eine massive gesundheitliche Gefährdung darstellte. Mit dieser Einsicht war die Sicherheitsthematik schnell vom Tisch. In dem Coaching befreite sie sich von den «Delegationsaufträgen», die sie unbewusst von ihren Eltern übernommen hatte. Sie entrümpelte die dabei aufkommenden Ängste und Schuldgefühle erfolgreich mit der emotionalen Entrümpelungsklopftechnik. Nun arbeiteten wir daran, dass sie den Mut haben würde, ihren Eltern zuzumuten, dass sie einen Studienwechsel vornehmen werde. Sie hatte parallel eine Mappe erstellt, mit der sie sich an einigen Fachhochschulen für Gestaltung bewarb. An zwei Fachhochschulen wurde sie angenommen, sodass sie sich nicht nur in ihrem Plan bestätigt sah, sondern auch das Gefühl hatte, ihren Eltern dies jetzt mitteilen zu können. Die Eltern reagierten sehr verständnisvoll, da sie bereits realisiert hatten, wie schlecht es ihrer Tochter im Lehramtsstudium gegangen war und wie glücklich sie jetzt im Vergleich dazu wirkte. Sie begann das Graphikdesignstudium und wurde zu einer hochmotivierten und zufriedenen Studentin.

Flow

Es sollte nun klar sein, wie man energieraubende Ideale und Ziele entlarvt und entrümpelt. Vielleicht fragen Sie sich aber auch, ob man das denn so einfach erkennen und machen kann. Dies ist im Grunde die philosophische Frage: Nach welchen Maximen lebe ich eigentlich? Man kann zumindest so viel dazu sagen, dass die erfolgreichsten, gesündesten und glücklichsten Menschen eher dazu neigen, Dinge zu tun, die zu ihnen passen, die sich für sie hochgradig stimmig und richtig anfühlen und die ihnen mehr Energie und Kraft spenden, als sie kosten. Erfolgreiche Menschen, gleichgültig ob Handwerker, Künstler, Wissenschaftler oder Lebenskünstler, haben verstanden, primär Dinge zu tun, die in sich selbst belohnend für sie sind, sogenannte autotelische Tätigkeiten (auto = selbst, telos = Ziel). Also Tätigkeiten, deren Ziel mit der Tätigkeit schon erreicht ist. Diese Tätigkeiten sind eben in sich selbst schon erfüllend und belohnend und bilden den Schlüsselbegriff der Flowtheorie des amerikanischen Glücksforschers Mihály Csikszentmihályi[20] (sprich: *Schicksentmihalii*). Der Autor Mathias Köthe hat in seinem sehr inspirierenden Buch *Leidenschaft siegt*[21] beschrieben, wie Menschen unterschiedlichster Professionen alle etwas Ähnliches machen, was letztlich zum Erfolg führt.

Menschen, die so handeln, weisen eine sogenannte intrinsische Motivation auf, d. h., man muss sie nicht mit äußeren Anreizen zu dieser Tätigkeit locken. Die autotelischen Tätigkeiten sind solche, bei denen der Anreiz für ein Verhalten, für eine Handlung in der Tätigkeit selbst liegt und die Motivation aus der Person heraus kommt. Das Verhalten wird demnach auch dann begonnen und aufrechterhalten, wenn mit ihm keine externen Belohnungen (wie z. B. monetäre, materielle Anreize) einhergehen. Die Belohnung erfolgt vielmehr durch (körperinterne) kognitive und affektive Prozesse, z. B. durch ein Wohlgefühl, Glücksgefühl oder das Gefühl, unendlich viel Energie und Kraft zur Verfügung zu haben.

Vorstellungsgrenzen in Richtung Zukunft

Viele Menschen bleiben unglücklich, erfolglos und unerfüllt, weil sie innerlich das Konzept haben, dass Glück, Erfolg und Erfüllung für sie ja nicht vorgesehen seien. Wenn ich diese inneren Vorstellungsgrenzen habe, dann kann passieren, was will, ich bleibe unglücklich. Ich bin dann gar nicht in der Lage, mir innere Bilder vom gewünschten Ziel zu machen. Wir wissen aus der Psychologie und dem Sport-Coaching mittlerweile sehr genau, dass wir Ziele immer dann besonders gut erreichen, wenn wir sie vorher möglichst gut und genau imaginiert haben. Unser Gehirn braucht Bilder. Deshalb arbeitet auch die Werbung so viel mit Bildern, und deshalb wissen Werbeleute und Fotojournalisten am allerbesten, dass ein Bild mehr sagt als tausend Worte. Auch Sprachbilder und imaginierte Bilder sind Bilder, mit genau der gleichen Kraft und Wirkung wie äußere Bilder. *Vision* kommt von sehen, und Ziel*visionen* sind es, die uns die Energie, Kraft und Motivation zur Verfügung stellen, die wir brauchen, um den Weg zum Ziel möglichst mit Leichtigkeit und Freude gehen zu können. Sollten Sie also innere Vorstellungsgrenzen haben oder aus irgendwelchen anderen Gründen keine positiven Ziele imaginieren können, dann lade ich Sie ein, in die Entrümpelungsgalerie dieses Buches zu gehen, die ➜ *Entrümpelungsanleitung*.

Beziehungsgerümpel

Da wir uns ja kontinuierlich weiterentwickeln, kann es gut sein, dass wir Menschen mit uns «herumschleppen», die nicht mehr zu uns passen bzw. mit denen wir uns nichts mehr zu sagen haben. Oft haben sich diese Menschen in eine andere Richtung oder vielleicht schneller oder langsamer als wir entwickelt. Manche Menschen sind loyal zu jedem, mit dem sie einmal auf ihrem Lebensweg ein Stück gemeinsam gegangen sind. Solange es sich für Sie gut und stimmig anfühlt, *diese* Kontakte zu haben, so lange ist ja alles in bester Ordnung. Man kann ja auch Kraft und Energie daraus ziehen, über lange Wegstrecken gemeinsame Weggefährten zu sein. Es gibt aber immer wieder Menschen, die einfach nicht mehr zu uns passen und die wir, wenn wir sie jetzt neu kennenlernen würden, nicht in unseren Bekannten- oder Freundeskreis aufnehmen würden. Fragen Sie sich einfach, ob Sie sich gestärkt oder geschwächt fühlen, wenn Sie an die jeweiligen Menschen denken, mit ihnen sprechen oder ihnen begegnen.

Manche sind einem vielleicht lieb, aber nicht jeden Abend, sondern einmal im Monat oder nur einmal im Jahr. Wenn es Ihnen schwerfällt, sich von solchen ehemaligen Weggefährten zu verabschieden oder etwas zurückzuziehen, dann kann Ihnen die ➜ *Entrümpelungsanleitung* dabei behilflich sein. Diese Menschen werden natürlich nicht entrümpelt. Entrümpelt werden lediglich unsere Vorstellungen, Schuldgefühle und vielleicht Verstrickungen ihnen gegenüber. Dass jemand nicht mehr zu uns passt, sagt ja nichts gegen diesen Menschen aus. Es bedeutet vielmehr, dass wir jetzt woanders sind.

Menschen, denen wir zu viel Bedeutung geben

Dieses Kapitel ist wahrscheinlich eines der wichtigsten Kapitel dieses Kopfentrümpelungskurses. Wenn man einem anderen Menschen zu viel Bedeutung gibt, dann gibt man ihm damit auch Macht über sich. Moralische Macht, Meinungsmacht, Deutungsmacht und noch einige andere Mächte mehr. Wem geben wir nicht alles Macht über uns oder zu viel Bedeutung? Unseren Chefs, unseren Eltern, unseren Partnerinnen oder Partnern, unseren Verwandten, unseren Kindern, unseren Vermietern, unseren Bankern, unseren Geistlichen, unseren Politikern, unseren Moralaposteln, unseren Lehrern, unseren Ärzten, unseren Psychotherapeuten, unseren Coaches, unseren Buchautoren, unseren Nachbarn, unseren Stars aus der Popszene oder der Literaturszene, der Klassikszene oder dem Fernsehen, unseren intellektuellen Vordenkern und Feuilletonisten, der öffentlichen Meinung, der Meinung anderer, unseren … .

Es ist natürlich hochgradig sinnvoll und nützlich, sich von anderen Menschen inspirieren zu lassen, und manche Menschen, wie z. B. unsere Chefs, «der Staat» oder unsere Eltern, haben qua Position oder Amt bzw. aufgrund ihrer Verantwortung ja tatsächlich (eine Zeit lang) eine gewisse Macht über uns.

Wir neigen jedoch dazu, diesen Menschen weit mehr oder weit länger Macht über uns einzuräumen, als es eigentlich nötig ist. Außer natürlich in der Pubertät, jenem unabdingbaren soziobiologischen Befreiungsschlag. Doch viele Erwachsene haben entweder keine soziale Pubertät gehabt oder haben die autonomiefördernde Kraft der Pubertät lange vergessen.

Wir machen uns unfrei, wenn wir anderen Menschen zu viel Bedeutung und zu viel Macht über uns geben. Das kann eine massive Entwicklungsbremse für uns selbst darstellen. Zeit also, sich auf genuss- und lustvolle Art und Weise von diesem Gerümpel in der ➜ *Entrümpelungsanleitung* zu verabschieden.

Ein sehr erfolgreicher Investmentbanker einer großen Bank arbeitete längere Zeit in den USA und Singapur und kam nun nach Frankfurt zurück. Im Coaching wurde deutlich, dass er vieles gemacht hatte, um von seinem Vorstandsvorsitzenden beachtet und respektiert zu werden. Er legte jedes Wort seines Vorstandsvorsitzenden auf die Goldwaage und litt tausend Tode, wenn dieser ihn nicht beachtete oder kritische Anmerkungen zu einem Projekt äußerte, dass der Coachee (also der Coachingklient) leitete. In dem Coaching wurde sehr deutlich, dass er seinem Chef eine viel zu große Bedeutung in seinem Leben einräumte. Es wurde auch deutlich, dass es im Grunde die Sehnsucht nach der väterlichen Anerkennung war, die er als Kind und Jugendlicher von seinem Vater nie bekommen hatte. Nachdem wir den alten Schmerz von diesem *Vom eigenen Vater nicht gesehen werden* erfolgreich entrümpeln konnten, machten wir uns daran, die überhöhte Bedeutung des Vorstandsvorsitzenden zu entrümpeln. Aufkommende negative Gefühle, wie z. B. auch Peinlichkeit, dass er sich als erwachsener Mann und erfolgreicher Manager so sehr von der Anerkennung seines Chefs abhängig gemacht hatte, entsorgten wir an der Entrümpelungsklopfbörse. Sein Selbstwertkurs schnellte daraufhin zeitnah in die Höhe. Die neue Freiheit erlebte er als wirkliche Befreiung, dies machte ihn auch unabhängiger in seiner weiteren Karriereplanung.

Menschen, unter denen wir gelitten haben

Als Kinder, Jugendliche, aber auch im Erwachsenenalter sind wir immer wieder auf Menschen getroffen, die Macht über uns bzw. eine große Bedeutung für unser Leben hatten. Hierzu gehören Eltern und Lehrer genauso wie z. B. Sporttrainer, Ärzte, Pfarrer bzw. andere Geistliche oder Jugendgruppenleiter. Wenn wir mit diesen Menschen negative oder traumatische Erfahrungen gemacht haben, dann haben diese Erfahrungen, diese schlecht verheilenden Wunden oder Narben häufig ein Leben lang Macht über uns, bzw. dann können diese negativen Erlebnisse unser gesamtes weiteres Leben beeinträchtigen. Wie viele Menschen gibt es, denen schlechte oder sadistische Lehrer, überstrenge oder missbrauchende Eltern oder menschenfeindliche oder Macht missbrauchende Geistliche ein Leben lang im Nacken sitzen? Wenn Sie Ihre Augen schließen und nacheinander an alle diese «Instanzen» Ihrer Kindheit und Jugend denken, dann sollten Sie bei jedem ein gutes bzw. neutrales Gefühl haben. Sollte dies nicht der Fall sein, dann geben Sie diesen Menschen bzw. den mit ihnen gemachten Erlebnissen noch zu viel Raum und Macht in Ihrem Leben. Bitte fragen Sie sich selbst, ob es Ihnen wert ist, diese Menschen bzw. diesen Erlebnissen heute noch so viel Macht einzuräumen. Wenn diese Menschen zu viel Raum einnehmen, dann sollten Sie mir in die → *Entrümpelungsanleitung* dieses Buches folgen. Dort können Sie die negativen Erlebnisse und bedrückenden inneren Bilder entrümpeln und sich auf positive und stärkende Erinnerungsbilder fokussieren, denn die gab es ja auch in Ihrem Leben.

Bitte bedenken Sie, dass Eltern im Grunde immer etwas falsch machen, ja gar nicht anders können, als etwas falsch zu machen, das liegt in der Natur der Sache. Die bürgerliche Sozialisation mit all ihren Ansprüchen, Erwartungen und Zielen lässt sich eben nur um den Preis einiger seelischer Blessuren und einem gewissen Grad an Verletzungen erreichen. Das ist normal und wächst sich bei gleichzeitigem Vorhandensein von Liebe und Fürsorge gut heraus. Bedenken Sie auf der anderen Seite auch, wie viel Verzicht und Mühe es kostet, Kinder großzuziehen und ihnen dazu zu verhelfen, selbständige Erwachsene zu werden. Wenn Sie eigene Kinder haben, werden Sie ohnehin wissen, dass man nicht nur dadurch, dass man Eltern geworden ist, plötzlich keinerlei eigene Probleme und Bedürfnisse mehr hat oder auf einmal völlig selbstlos geworden ist.

Ich lade Sie ein, frei nach dem Motto des finnischen Familientherapeuten Ben Furman[22] auf Ihre Kindheit zurückzuschauen und sich klarzumachen: «*Es ist nie zu spät, eine glückliche Kindheit gehabt zu haben.*»

Wir selbst sind verantwortlich, auf welche Erlebnisse, Ereignisse und Menschen unserer Vergangenheit wir schauen, was wir aus unserer Vergangenheit wie erinnern. Die moderne Erinnerungsforschung kann uns dabei sehr behilflich sein. Sie hat herausgefunden, dass wir nicht die

Vergangenheit erinnern, wie sie wirklich war, sondern viel eher so, wie wir sie im Hier und Heute mit unseren heutigen Gefühlen, Gedanken und Haltungen konstruieren[23]. Dabei ist es wieder wichtig, aus einer möglichst guten und ausgeglichenen Gefühlslage heraus an damals zu denken. Also, viel Spaß dabei, die negativen Erinnerungen in der ➜ *Entrümpelungsanleitung* zu entrümpeln und den positiven Erinnerungen mehr Raum und Gewicht zu geben.

Schlechte Manieren in gutem Hause

Eine Dame um die 60 aus sogenanntem guten Hause, also mit viel Geld und gesellschaftlicher Anerkennung, quälte sich ihr Leben lang mit ihrem Vater. Sie litt selbst noch lange nach seinem Tod unter dem exzentrischen, sehr erfolgreichen, aber zu Hause herrischen Vater, der sie unentwegt entwertet hatte und ihr nichts zutraute. Ihr Vater war enttäuscht, dass er keinen Sohn bekommen hatte, und ließ all seinen Unmut und seine eigene Lebensunzufriedenheit an seiner Tochter aus, die er seelisch misshandelte, indem er ihre Geburtstage vergaß, sie vor ihren Freundinnen schlechtmachte und ihr immer wieder zu verstehen gab, dass sie nichts wert sei. Er überlegte auch laut, all sein Geld lieber zu stiften, als es ihr zu vererben. Die Klientin litt vor allem darunter, dass alle im Ort ihren Vater mochten und schätzten und ihr auch noch sagten, dass sie sich ja glücklich schätzen könne, einen so interessanten und erfolgeichen Vater zu haben. Es gehört nicht viel dazu, sich vorstellen zu können, wie sich diese Dame gefühlt haben muss.

Sie geriet an einen Ehemann, der sie genauso wenig achtete wie ihr Vater. Dies bestärkte sie in ihrem Selbstkonzept, dass sie es eben auch nicht wert sei, geachtet zu werden.

In dem Entrümpelungsprozess ging es zunächst einmal darum, die vielen seelischen Verletzungen aus ihrer Kindheit mittels der Klopftechnik zu entrümpeln. Da es sich um viele Verletzungen handelte, brauchte dies auch einige Stunden. Danach machten wir uns daran, die negativen Selbstkonzepte bewusst zu machen und diese behutsam in positive Selbstüberzeugungen, die sich für sie wirklich stimmig anfühlten, zu transformieren.

Vor allem die Befreiung von den vielen negativen Gefühlen führte dazu, dass sie erstaunlich schnell Zuversicht bekam, ihr Leben ab jetzt so zu leben, wie sie es für richtig erachtete, und sich in Zukunft nicht mehr abhängig von der Meinung anderer zu machen.

Es ist immer wieder beeindruckend zu sehen, wie viele Ressourcen viele Menschen haben, auch wenn sie wirklich sehr ungünstige und schlimme Dinge erlebt haben. Dies wird auch als Resilienz bezeichnet. Oft ist es unsere Pflicht und eine wichtige Leistung als Berater, Therapeuten und Coaches, sich nicht zu sehr von den belastenden Erlebnissen hypnotisieren zu lassen, sondern recht zügig auf die Ressourcen und Stärken der Menschen zu schauen.

Kraftraubende Mitmenschen

Es gibt Zeitgenossen, die saugen einem die Energie ab, und wenn man sich eine geraume Zeit mit ihnen umgibt, dann hat man danach das Gefühl, völlig leer zu sein. Bei diesem Phänomen sind zwei Dinge zu beachten. Erstens: Wie machen *wir* das, dass *wir* uns unsere Energie abzapfen lassen? Und zweitens: Wie machen *die* das, dass *die* uns energetisch anzapfen können? Meistens grenzen *wir* uns nicht hinreichend gut gegen diese energetischen Schwarzfahrer ab. Aber manchmal sind wir es auch ganz alleine, die wir unsere Energien wie unser letztes Hemd verschenken. Also ab in die ➔ *Entrümpelungsanleitung* zur Kappung dieser unsichtbaren Energiepipelines. Und achten Sie auf Ihre Grenzen.

Meine Kollegin saugt mich aus

Eine ca. 55-jährige ausgeglichene und freundliche Krankenschwester berichtet, dass sie sich von einer Kollegin energetisch wie ausgesaugt fühle. Immer wenn diese Kollegin mit ihr zusammen Dienst hat, komme sie abends völlig ausgelaugt und erschöpft nach Hause. Diese Kollegin sei sehr raumgreifend und erzähle in einer Tour von ihren Problemen. Die Krankenschwester ist zu höflich, um sich deutlich abzugrenzen, und hat Angst, die Kollegin zu verletzen. Nach einigen Klopfdurchgängen hat sie

ihre Ängste entrümpelt, und beim nächsten Dienst hat sie der Kollegin gesagt, dass ihr diese vielen Geschichten zu viel seien. Sie wolle sich auf die Arbeit konzentrieren und ansonsten viel lieber über angenehme und nette Dinge plaudern, da sie selbst ja auch genug Sorgen habe. Die Kollegin reagierte etwas verletzt und ertappt, was aber unsere Klientin nicht weiter beeindruckte. Sie freute sich jetzt viel mehr auf die Arbeit und fing von sich aus an, über Themen zu sprechen, die eher angenehm für sie waren.

Manchen Krafträubern sehen wir das gar nicht auf den ersten Blick an, dass sie unsere Energien anzapfen, bzw. uns ist bei manchen Menschen nicht bewusst, wie wir bei denen quasi energetisch kapitulieren und uns entern lassen. Denken Sie einfach mal an Leute, die Sie täglich treffen, und befragen Sie Ihren Körper, ob er sich geschwächt fühlt, neutral oder gestärkt. Sie könnten auch die nächsten Tage einfach mal darauf achten, wie es Ihnen geht, nachdem Sie diese Menschen getroffen haben. Aber Vorsicht. Die sind nicht unbedingt schuld daran, wenn wir uns durch sie schwächen lassen. Wir müssen immer auch die eigenen Anteile berücksichtigen. Wenn Sie also jemanden als schwächend erleben, so könnten Sie mit einem veränderten Umgang bzw. einer anderen Art und Weise, auf diesen Menschen zu reagieren, schon einiges verändern. Vorher würde ich natürlich in der → *Entrümpelungsanleitung* das Gerümpel über Bord werfen, das dazu führt, dass Sie sich energetisch anzapfen lassen. Es kann aber sehr wohl ein Hinweis Ihrer Seele, Ihres Unbewussten, sein, dass Sie bei einigen Leuten, bei denen Sie mit Schwächung reagieren, eher Abstand halten sollten. Leute, die Sie total interessant oder wichtig für sich erleben, werden wahrscheinlich kein Energievakuum oder Energieverlust bei Ihnen verursachen.

Zunächst ist es also wichtig, diese uns schwächenden Zeitgenossen zu erkennen und zu realisieren, dass in diesem Fall *diese* es sind, die *uns* Energien rauben. Dann können wir diese Menschen z. B. als wahres *Geschenk* umdeuten. Was kann ich an diesem Menschen alles lernen, das ich an keinem anderen Menschen dieser Welt lernen kann, das ich dennoch gut gebrauchen kann? Mögliche Antworten sind: sich gut abgrenzen, seine eigene Meinung vertreten, seine eigenen Sachen machen oder die Sachen auf seine eigene Art und Weise sehen oder machen.

Wenn man sich dann noch klarmacht, dass man dies alles an und mit diesen Menschen lernen kann, und das, ohne ihnen dafür ein Honorar zu zahlen, dann kann es sein, dass es sich schon wesentlich besser anfühlt, wenn man sie sieht oder an sie denkt. Na ja, und wenn man merkt, dass man jemanden gar nicht mag und überhaupt nicht mehr um sich haben möchte, dann könnte man ja noch beginnen, seine eigene Sichtweise und die eigene Reaktion auf diesen Menschen zu verändern. Hilft das alles nichts, muss man eben gehen. Aber in einer Situation, in der man auf Dauer leidet, zu bleiben, kann nicht nur der höchste aller vorstellbaren Preise sein, sondern auch die Höchst*strafe*. Als kleine Entscheidungshilfe mag Ihnen vielleicht die ➔ *Entrümpelungsanleitung* dienlich sein.

Wer tut mir gut und wer nicht?

Um die Frage, welche Mitmenschen mir guttun und welche nicht, kreisten ja schon die vorherigen Absätze. Was haben Sie denn angestellt, dass Sie glauben, sich mit Menschen umgeben zu müssen, die Ihnen nicht guttun? Oder vielleicht muss man viel eher fragen, welcher Glaubenssatz führt dazu, dass Sie Menschen an sich heranlassen, die Ihnen nicht guttun? Oder sind es eher negative Gefühle, die Sie fürchten, wenn Sie sich befreien von Menschen, die Ihnen nicht guttun? Manchmal beruht das Gefühl, sich nicht gutzutun, ja auf Gegenseitigkeit, dann wäre ja beiden Seiten ein Geschenk gemacht, wenn man sich nicht mehr sehen würde. Vielleicht gehören Sie aber zu den Menschen, die eine so nette und sympathische Ausstrahlung haben, dass alle möglichen Leute Sie gern um sich haben. Dann müssen Sie wohl oder übel entscheiden, mit wem Sie näheren Kontakt haben möchten und mit wem nicht. Angenehmes Entrümpeln in der ➔ *Entrümpelungsanleitung* oder wo auch immer von Verpflichtungs- oder Abhängigkeitsgefühlen.

Ein sehr unkonventionelles Ehepaar mittleren Alters bekam immer mal wieder Besuch von einem ehemaligen Kollegen des Mannes und seiner Frau. Diese Abende waren mittlerweile die reinste Körperverletzung, da man sich überhaupt nichts mehr zu sagen hatte und immer wieder die alten Geschichten aufgewärmt wurden. Das Ehepaar stritt sich mittlerweile, wer denn für diese Abende kochen solle, da beide eigentlich keine Lust mehr hatten, die Müllers zu empfangen. Müllers selbst schienen auch nicht gerade total begeistert zu sein, und so konservierten beide Paare über Jahre eine Konvention, die früher mal sehr sinnvoll war, die nun aber niemanden mehr glücklich machte. Als unserem Paar dies so recht bewusst wurde, entschieden sie, die Müllers nicht wieder einzuladen, was sich wie eine große Befreiung anfühlte. Nun sprachen sie ein Ehepaar aus der Nachbarschaft an, ob diese nicht mal Lust hätten, zum Essen zu kommen. Zu diesem Ehepaar hatten sie von Anfang an einen guten Draht, und der erste Abend war für alle Beteiligten eine echte Bereicherung. All dies hatte unser Paar verändert, ohne auch nur ein einziges Mal geklopft zu haben, sondern nur durch das Ernstnehmen der eigenen Bedürfnisse und Gefühle.

Angst vor Kritik und Zurückweisung

Ein Hinweis darauf, zu viel Selbstwertreduktionsgerümpel mit sich herumzuschleppen, ist die Angst vor Kritik und Zurückweisung. Wenn Sie das kennen, dann Achtung: Wahrscheinlich fühlen Sie sich gerade mal wieder kleiner oder jünger, als Sie es in Wirklichkeit sind. Kritik ist ja im Grund das größte Geschenk, was man uns machen kann. Denn nur durch eine Außenperspektive können wir lernen, welche Außenwirkung wir haben. Und im Übrigen sagt ja die Kritik und die Zurückweisung primär etwas über den aus, der uns kritisiert oder zurückweist. Aus seiner momentanen Weltsicht und Stimmung heraus ist er anderer Meinung oder mag uns nicht bei sich haben. Wenn uns das nicht täglich und überall und immer passiert, dann können wir ohnehin davon ausgehen, dass es mindestens genauso viel mit dem anderen wie mit uns zu tun hat. Häufig hat es aber ausschließlich etwas mit dem anderen zu tun, und dieser projiziert seine Probleme einfach nur auf uns oder ist neidisch, unzufrieden, fühlt sich unterlegen oder hat einfach nur eine andere Sicht der Dinge oder eine andere Meinung. Also bleiben Sie mal ganz gelassen. Wir müssen allerdings bedingungslos zu uns stehen, mit all unserem Können, unseren Fähigkeiten und unserer Art zu sein; *und* natürlich mit allen unseren Problemen, Einschränkungen und Unzulänglichkeiten. Sonst sind wir, wenn wir nicht zu uns stehen, so wie wir sind, schnell *lost in space*, wenn uns andere ablehnen oder kritisieren. Ich würde vorschlagen, wir begeben uns erst einmal gemeinsam in die → *Entrümpelungsanleitung* und schauen danach noch einmal kurz in der Selbstwertsteigerungsabteilung vorbei.

Versorgungswünsche und das Helfersyndrom

Unsere Bedürftigkeit, so nachvollziehbar sie auch sein mag, kann zu einem echten Beziehungsproblem werden. Nämlich dann, wenn wir Versorgungswünsche an unser Gegenüber stellen oder von diesem gerettet werden wollen. Es sei denn, Sie haben es bei Ihrem Gegenüber mit einem Rettertypus zu tun, dessen Lebensaufgabe es ist, andere zu retten und zu versorgen. Der freut sich natürlich darüber. Aber Vorsicht, bei diesen Menschen dürfen Sie mit einer gewissen Wahrscheinlichkeit auch nicht groß, selbständig und autonom werden. Dieser Helfertyp hat ja nicht selten ein Helfersyndrom, was erst mal nicht weiter verwerflich ist. Wenn er aber nicht mehr zu helfen braucht oder nicht mehr helfen darf, dann kann es sein, dass er in seiner Identität etwas bedroht ist. Wenn er dies nicht als Entwicklungschance für sich erkennt, dann kann es ungemütlich für Sie werden. Entweder er wird jetzt unangenehm, oder aber er geht und sucht sich jemand anders, den er retten oder versorgen kann. Wenn Sie nun also zu dem einen oder anderen Typus gehören, dann folgen Sie mir doch einfach unauffällig in die → *Entrümpelungsanleitung* dieses Buches.

Häufig schleppen wir unsere Bedürftigkeit aus einer anderen Zeit, nämlich der Kindheit, mit uns herum. Der Versorgungsappell richtet sich also an unsere Eltern und im Grunde nicht an unsere Partner und schon gar nicht an die eigenen Kinder. Wir verwechseln nur unsere Partner und unsere Kinder mit unseren eigenen Eltern, wenn wir unsere Versorgungswünsche an sie delegieren, und das ist nicht sehr schön für die anderen. Die Beziehungen leiden meistens durch diese Verwechselungen, oder sie zerbrechen. Es sei denn, alle spielen das Spiel so mit, und die Spielpartner ergänzen sich, weil sie komplementäre Bedürfnisse haben. Wenn alle damit zufrieden sind, dann ist ja alles in Ordnung. Aber wehe, einer bricht aus.

Verletzungen durch andere

Wir haben allen Grund, ärgerlich auf Menschen zu sein, die uns verletzt haben. Aber wem nützt es? Uns nützt es vielleicht, weil wir uns durch dieses Gefühl von Ärger oder Wut im Recht fühlen. Vielleicht ziehen wir aus diesem Ärger auch handlungsförderliche Energie, dann wäre es ja auch in Ordnung. Meistens jedoch ärgern wir uns über diese Menschen und leiden unter diesen negativen Gefühlen von blinder Wut und selbstzerstörerischem Ärger. Wir ärgern uns, und der, über den wir uns ärgern, genießt sein Leben, während wir uns vor Ärger innerlich zerfressen.

Oder glauben Sie immer noch, dass diese Menschen sich auch nur im Geringsten von unserem Ärger den Abend verderben lassen?

Manchmal ist es aber so, dass wir den Ärger, die Wut oder ein gewisses Maß an Restleiden noch brauchen, weil sie uns als einzige Instanzen erscheinen, die bezeugen können, dass wir etwas erlebt haben, was wirklich schlimm war. Und wir denken vielleicht, dass, wenn es uns gutginge und wir entspannt oder indifferent auf diese Menschen schauen würden, dies vielleicht heißen könnte, dass es damals nicht schlimm war.

Dies ist eine fatale Dynamik, da wir uns selbst so an das Leid ketten. Viel eher sollten wir uns doch in solchen Fällen, wenn wir etwas Schlimmes erlebt haben, klarmachen, dass niemand es so sehr verdient hat wie wir, dass es uns sehr gutgeht und wir für den Rest unseres Lebens glücklich sind. Um sich von nicht mehr nützlichem Ärger zu befreien, könnten Sie die ➜ *Entrümpelungsanleitung* nutzen. Setzen Sie sich dabei ruhig auf eine schöne Terrasse und entrümpeln Sie. Danach können Sie sich ja etwas Schönes gönnen und Ihre innere Befreiung feiern.

Geerbtes Gerümpel

Bei geerbtem Gerümpel handelt es sich um belastende Dinge, die tatsächlich gar nicht zu uns gehören, die jedoch aufgrund von Loyalitäten oder einfach, da wir sie uns abgeschaut haben, in unseren Besitz gekommen sind. Das können Sichtweisen, Überzeugungen, Verhaltensweisen, Gefühle, Lebensentwürfe und was auch immer sein. Viele dieser *Programmierungen* bleiben uns verborgen, laufen also hinter dem Rücken unserer eigenen Wahrnehmung, also unbewusst ab. Hier können wir wieder mit den provokativen Testsätzen der ➜ *Entrümpelungsanleitung* diesen Dingen auf den Zahn fühlen. Ziel dabei ist es, die *Erbstücke*, die uns nicht guttun, zu entrümpeln und den Erbstücken, die uns guttun, einen vielleicht noch besseren Platz zu geben. So können wir uns durch eine gute Verbindung mit unseren Ahnen kraftvoll geerdet fühlen. Wenn wir es schaffen, bei unseren Ahnen auf deren Stärken, Fähigkeiten und Überlebenskompetenzen zu fokussieren, dann ziehen wir daraus eine Kraft, die enorm nach vorne gerichtet ist. Wenn wir jedoch mit unseren Ahnen verstrickt sind und nur auf deren Fehler, Schwächen oder gar auf deren Schuld fokussieren, dann bleiben wir auf eine negative Weise an unsere Ahnen gefesselt. Das birgt die Gefahr, dass wir im Laufe unseres Lebens bzw. im Laufe der Zeit immer vergangenheitsorientierter werden und uns Kraft und Energie für die Zukunft und Gegenwart fehlen. Wichtig zu bedenken ist dabei auch das Phänomen, dass negative Beziehungen häufig mehr zusammenkitten als positive Beziehungen.

«Erfolg, das ist für die anderen», hatte sein Vater immer zu sagen gepflegt. Ein 28-jähriger Geiger aus einem großen deutschen Sinfonieorchester machte sich mit diesem geerbten Gerümpel das Leben schwer. Auf der einen Seite unterstützten ihn seine Eltern in seiner Kindheit und Jugend über die Maßen und waren an seinem Erfolg sehr interessiert, auf der anderen Seite schwang eine fatalistische Grundhaltung mit, dass es ja letztlich doch alles nichts bringe, denn letztendlich ernteten ja doch immer die anderen den Erfolg. In dem Auftritts-Coaching, dessen Ziel es war, bei einem sehr renommierten europäischen Orchester ein Probespiel zu gewinnen, wurde deutlich, dass es die eigenen frustrierenden Erfahrungen der Eltern waren, die sich vermittels einer hoffnungslosen Grundstimmung auf ihn übertragen hatten. Die Erfahrungen und Grundstimmungen der Eltern hatten bei ihm leistungseinschränkende Glaubenssätze hervorgebracht. Hinzu kam eine gewisse Loyalität im Scheitern mit den Eltern. Der Vater hatte eigentlich immer Berufsmusiker werden wollen, aufgrund des Krieges und mangelnder Möglichkeiten musste dies für ihn jedoch ein Traum bleiben, den er an seinen Sohn delegiert hatte. Der junge Geiger hatte also zum einen den Auftrag, gut zu sein und das zu erreichen, was der Vater nicht erreichen konnte, andererseits war er mit der atmosphärischen Hoffnungslosigkeit seines Elternhauses *infiziert*. Diese fatale Mischung führte dazu, dass er nicht so recht an sich und seine Fähigkeiten zu glauben in der Lage war. Schlussendlich hatte er auch eine unbewusste Blockade, dass er mit seinem Erfolg seinen Vater beschämen könnte, da diesem ja kein Erfolg als Musiker vergönnt war. In dem – wenige Sitzungen dauernden – Coachingprozess entrümpelten wir sämtliche geerbten Überzeugungen und einschränkenden Glaubenssätze. Die negativen Gefühle entrümpelten wir mit dem Entrümpelungsklopfen, sodass der Geiger bei dem Probespiel eine Glanzleistung präsentieren konnte. Er hat zwar die Stelle nicht bekommen, hatte sich jedoch bewiesen, dass mehr in ihm steckt, als er selbst und viele andere zu vermuten wagten. Durch das gut gelaufene Probespiel schöpfte er neuen Mut, sich auch bei anderen Spitzenorchestern um ein Probespiel zu bewerben.

Wie sich belastende Themen durch Generationen ziehen

Bestimmte belastende Themen ziehen sich oft von einer Generation zur nächsten. Um dies zu unterbrechen, müssen wir die Vergangenheit so nehmen, wie sie nun mal war. Jedes Hadern oder Ablehnen der Vergangenheit führt eher dazu, dass wir in ihr verstrickt bleiben. Die nicht geklärte Vergangenheit beansprucht einen riesig großen Raum und blockiert die Energien im Hier und Jetzt. Während die gut geklärte Vergangenheit auf wundersame Weise häufig Energien zur Verfügung stellt, damit das Leben weitergehen kann und uns diese Energien für die Zukunft zur Verfügung stehen.

Häufig erlauben sich Menschen z. B. nicht, wirklich erfolgreich zu sein. Wenn man dann genauer analysiert, was dahintersteckt, fällt nicht selten auf, dass es ein kindlicher Persönlichkeitsanteil ist, der da denkt: *«Das kann ich dir, Papa, oder dir, Mama, doch nicht antun, dass ich jetzt so erfolgreich bin, während ihr nicht erfolgreich sein konntet oder durftet.»* So etwas kann man dann Loyalität im Leiden nennen. Das Ganze funktioniert, da uns, wenn wir nicht wirklich gut von der Vergangenheit gelöst sind, auf einer sehr tiefen inneren Ebene Loyalität zu unserem Ursprungssystem wichtiger zu sein scheint als die eigene erfolgreiche und glückliche Entwicklung. Wenn Sie das Gefühl haben, belastende Themen aus den Generationen vor Ihnen mit sich herumzuschleppen, dann können Sie diese in der ➜ *Entrümpelungsanleitung* dorthin zurückgeben, wo sie hingehören.

Innere Feinde und Widersacher

Manchmal haben wir uns mit der Energie negativer Menschen oder Menschen, die uns geschädigt haben, quasi infiziert. Dann schleppen wir einen Teil von denen mit uns herum. Das können z. B. uns entwertende oder überkritische Lehrer oder Eltern sein. Das können aber auch Täter sein, die uns etwas angetan haben. Die sind natürlich nicht wirklich in uns. Aber unser Gehirn oder unser Energiesystem hat denen quasi ein Zimmer vermietet, und die hausen da wie die Berserker. Machen Krach, Dreck, verschwenden Energie und jagen uns Angst ein. Manchmal sind wir von Tätern auch irgendwie fasziniert, da die einfach das machen, was sie wollen, und ihre Macht schamlos ausleben. Da die bei uns eingezogen sind, als wir schwach oder klein waren, glauben wir manchmal, dass wir die doch nicht einfach vor die Tür setzen dürfen oder können. Und ob Sie dürfen – und können tun Sie das auch. Wenn Sie diese Fremdbewohner entrümpeln, dann sollten Sie sich zuallererst klarmachen, wie alt Sie mittlerweile sind und was Sie schon alles im Leben sonst so gemeistert haben. Mittels der ➜ *Entrümpelungsanleitung* können Sie diese Energieräuber entrümpeln, und falls sie wiederkommen sollten, denn manche haben es sich ja mittlerweile sehr kommod gemacht, können Sie sie immer wieder entrümpeln. So lange, bis denen die Lust vergangen ist, immer wieder vor die Tür gesetzt zu werden. Wenn Sie es denen allerdings zu gemütlich machen oder Sie noch irgendetwas davon haben, dass die da sind, kann es sein, dass die nicht gehen wollen.

Gegen wen oder was kämpfe ich eigentlich?

Wir führen ja oft innere Kämpfe gegen Gott und die Welt, gebärden uns als wahre Don Quichottes und wundern uns dann, dass wir nicht vorankommen. Wenn wir kämpfen, dann sind wir oft in einer *Gegen*-Position. Wir schicken Energie *gegen* etwas, was wir *nicht* wollen. Damit erreichen wir aber kein *positives* Ziel, sondern sind auf das fokussiert, was wir eigentlich *nicht* wollen. Unser Gehirn braucht jedoch die *positive* Zielformulierung, um ein Ziel auch wirklich gut zu erreichen. *Für* eine Sache zu kämpfen kann sehr erfolgreich sein, aber *gegen* eine Sache zu kämpfen heißt, wertvolle Energie, die wir eigentlich für die Zielerreichung brauchen, zu verplempern. Also, wir müssen uns wirklich genau überlegen, ob uns unsere Kämpfe wirklich weiterbringen oder ob sie uns nicht doch eher aufhalten. Wenn Sie *gegen* irgendwelche Dinge kämpfen und das Gefühl haben, dass Ihnen das Energie raubt, dann wäre es aus energie- und friedenspolitischen Gründen ja vielleicht sinnvoll, die inneren Feinde und Widersacher unter Zuhilfenahme der ➜ *Entrümpelungsanleitung*, sozusagen Ihrer Entrümpelungsagenda, zu verabschieden. Damit Sie sich voll und ganz auf die für Sie wichtigen und sinnvollen Ziele fokussieren können.

Verhaltensgerümpel

Häufig leiden wir unter Verhaltensweisen, die uns schädigen, quälen oder einfach nicht guttun. Verhalten zu verändern ist nicht so leicht, da Verhalten sehr komplexe Spuren in unserem Gehirn hinterlässt und somit tief in unserem Körper verankert ist. *Mach doch einfach etwas anders* ist zwar ein guter Ratschlag, aber wer einmal versucht hat, ein motorisches Programm zu verändern, wie z. B. seinen Tennisschlag zu verändern oder bei einem Musikinstrument sein Spiel auf eine andere Technik umzustellen, weiß, wie mühsam das sein kann. Das Verhalten schleift sich so richtig schön ein. Hinzu kommt, dass Verhaltensänderungen oft Unlustgefühle aktivieren und wir deshalb auch leicht einen Rückzieher machen. Wenn wir nun also gewisse Verhaltensweisen ändern wollen, so müssen wir vor allem einige negative Gefühle entrümpeln. Hinzu kommt, dass man sich ein anderes Verhalten nach gewisser Zeit kaum noch vorstellen kann, deshalb können auch Glaubenssätze und tiefe Kernüberzeugungen uns bei einer Verhaltensänderung im Wege stehen. Wir meinen, dieses oder jenes Verhalten gehöre bereits zu unserer Identität. Achtung – das muss nicht stimmen. Denn ein Teil unserer Identität ist natürlich dynamisch, also veränderbar, nur eben dass Veränderungen auf der Identitätsebene uns nicht so leicht fallen, da wir meinen, dass wir statisch so seien, wie wir sind. Identität hat immer auch etwas Sicherheitspendendes; lieber eine Identität mit Fehlern und Schwächen als keine Identität oder eine, die wir nicht kennen. Um negative Gefühle zu entrümpeln und die uns einschränkenden Glaubensmuster zu entsorgen, können Sie folgendes Verhalten praktizieren: Sie gehen jetzt einfach zur ➜ *Entrümpelungsanleitung* und (da fängt ja die Verhaltensänderung schon an) entrümpeln die Sie blockierenden Gefühle und Denkweisen. Wenn Sie gute Erfahrungen mit dem *räumlichen* Entrümpeln anhand des Buches von Karen Kingston, *Feng Shui gegen das Gerümpel des Alltags*, gemacht haben, dann dürfte Ihre Zuversicht sehr hoch sein, dass sich wirklich etwas ändert, wenn wir etwas ändern. Als ich das Buch von Karen Kingston las, habe ich mir vorher auch nicht vorstellen können, dass sich durch das profane Aufräumen und entrümpeln meines Schreibtisches und meines Kleiderschranks etwas anhaltend ändern soll. Hat es aber.

Bei genauer Analyse jeglicher menschlicher Verhaltensweise kann man wohl guten Gewissens sagen, dass so ziemlich jedes menschliche Verhalten zumindest zu seinem Beginn hochgradig sinnvoll für uns ist. Wir handeln auf eine gewisse Art und Weise, weil dieses Handeln sich für uns (zu diesem Zeitpunkt und auf der Grundlage des jeweiligen Entwicklungsstandes) stimmig und sinnvoll anfühlt. Für unsere ganz eigenen Bedürfnisse macht also das noch so absurde, schädliche oder selbstsabotierende Verhalten zumindest eine Zeit lang durchaus Sinn. Abgesehen von falsch gelernten oder uns falsch antrainierten Verhaltensweisen natürlich. Häufig schleppen wir jedoch überhaupt nicht mehr sinnvolle und uns mittlerweile massiv negativ beeinflussende Verhaltensweisen mit uns herum. Diese in der ➜ *Entrümpelungsanleitung* zu entrümpeln ist eine wahrlich erleichternde Aufgabe. Freuen Sie sich, diesen Ballast loszuwerden und selbstfürsorglichen, für Sie stimmigen und nützlichen Verhaltensweisen Platz zu machen.

Selbstschädigende Verhaltensweisen

Die Reihe der selbstschädigenden Verhaltensweisen ist lang. Allen Verhaltensweisen gemein ist es, dass sie sich gegen die eigene Person richten, auch wenn uns dies zunächst nicht unbedingt bewusst ist, ja wir vielleicht sogar etwas Gutes damit bewirken wollen. Diese selbstschädigenden Verhaltensweisen können Sie direkt in die ➜ *Entrümpelungsanleitung* eingeben, und in dem Entrümpelungsprozess werden Sie wahrscheinlich auf das eine oder andere Gerümpel hinter diesen Verhaltensweisen stoßen, wie z. B. Ängste. Viele Menschen «nutzen» selbstverletzende Verhaltensweisen, um sich emotional in einen besseren Zustand zu bringen. Für diese Menschen stellt das Klopfen aus der Energetischen Psychologie eine echte Alternative zur Selbstverletzung dar, da sie mit dem emotionalen Entrümpeln durchs Klopfen ein gutes emotionales Selbstmanagementinstrument in der Hand haben und so ihre Selbstwirksamkeit und Autonomie auf eine sehr selbstfürsorgliche Weise vergrößern können.

Welche Verhaltensweisen schwächen mich?

Wenn Ihnen noch keine dysfunktionalen Verhaltensweisen eingefallen sein sollten, dann haben Sie entweder keine, oder die haben sich gut vor Ihrem kritischen Blick versteckt. Vielleicht auch aus Angst, gleich entrümpelt zu werden.

Hier also eine kleine Anregung, ob Sie nicht vielleicht doch den einen oder anderen Verhaltens-Energieräuber beherbergen.

WAS WIR MIT UNS HERUMSCHLEPPEN:

Wir essen zu viel, wir essen zu wenig, wir essen das Falsche. Wir rauchen, wir trinken zu viel Alkohol, wir konsumieren irgendwelche anderen Drogen, die wir eigentlich nicht konsumieren möchten. Wir trinken zu viel Kaffee. Wir treiben zu wenig oder gar keinen oder zu viel Sport. Wir haben schlechte Angewohnheiten wie Fingernägel kauen, in der Nase bohren, Wunden aufkratzen, sich selbst verletzen oder andere Leute verletzen. Wir suchen Streit, wir nerven andere mit Eifersuchtsattacken. Wir schieben Dinge vor uns her. Wir nehmen zu wenig Geld für unsere Leistungen oder hauen andere übers Ohr. Wir können nicht mit Geld umgehen oder sind zu geizig. Wir sind zu hilfsbereit und vergessen uns selbst dabei völlig, oder wir sind zu wenig hilfsbereit und schauen nur auf uns. Wir sind zu egoistisch und denken nie an andere. Wir trauen den eigenen Ideen zu wenig oder setzen diese zu wenig um. Wir haben zu wenig Sex, oder Sex nimmt einen viel zu großen Raum in unserem Leben ein. Wir sind genervt von unseren Kindern, oder wir sind mit ihnen ungeduldig. Wir interessieren uns zu wenig für unsere Kinder, oder unsere Kinder haben eine viel zu große Bedeutung für unser Leben, sodass ein viel zu großer Erwartungsdruck auf ihnen liegt. Wir sind genervt von unserem Partner oder unserer Partnerin, oder wir sind ungeduldig mit ihnen. Wir entwerten uns selbst oder sind mit uns selbst ungeduldig. Wir stehen zu spät auf und hetzen uns dann durch den Tag, oder wir stehen zu früh auf und versagen uns damit wichtige Erholungs- oder Genusszeit. Wir sehen zu lange oder zu viel Fernsehen. Wir lesen zu wenig oder das Falsche. Wir gehen zu wenig aus, oder wir gehen zu viel aus. Wir sind zu sehr der Meinung anderer Menschen, oder wir beachten zu wenig die Meinung anderer Menschen. Wir fahren zu schnell oder zu riskant Auto oder sind zu ängstlich beim Autofahren. Wir sind zu sehr auf unsere öffentliche Wirkung bedacht, oder wir trauen uns nicht, öffentlich unsere Meinung zu sagen. Wir sprechen zu schnell oder zu langsam. Wir sagen oder tun nur Dinge, weil man dann in die Presse oder ins Fernsehen kommt. Wir ziehen uns in Talkshows aus und sprechen mehr über unsere privaten Dinge, als wir das eigentlich wollten. Wir entwerten andere Menschen oder uns selbst. Wir entrümpeln zu wenig emotionalen und gedanklichen Ballast und störende Verhaltensweisen. Wir machen uns mit so mancherlei Verhaltensweisen das Leben schwer. Natürlich gibt es noch viel mehr Verhaltensweisen, die uns stören können, und es gibt natürlich auch viele Menschen, die gut für sich sorgen und alles im rechten Maß machen.

Falls Sie nun also eine für Sie ungünstige Verhaltensweise entrümpeln wollen, dann haben Sie natürlich die Freiheit, in die ➜ *Entrümpelungsanleitung* zu gehen und sich von diesen *schwächenden* oder Sie *störenden Angewohnheiten* zu befreien.

Genussmittelgerümpel

Es ist im Grunde kinderleicht, die kraftraubenden Verhaltensweisen zu erkennen. Sie rauben einem ja jede Menge Kraft, und das merken wir natürlich ziemlich deutlich. Viel schwieriger ist es, mit den Selbstsabotagemanövern, die in der Energetischen Psychologie auch als psychische Umkehrung beschrieben werden (S. 17). Wenn wir z. B. beim Denken an Nikotin oder Alkohol, beides sind energetische Gifte, uns gestärkt oder positiv fühlen, dann haben wir vermutlich ein energetisches Selbstsabotageproblem. Wobei natürlich ein gewisses Maß an genussmittelinduzierter Schwächung kulturell durchaus normal und sinnvoll sein kann. Wenngleich kulturelle Gewohnheiten auch wieder Kognokokken sein können.

Wenn wir beim Thema Abnehmen, Schlanksein oder Sport mit Stress und Schwächung reagieren, dann ist in uns etwas sozusagen «verdreht». Das, was uns eigentlich guttut, wird vom Körper mit Schwächung beantwortet, und das, was uns eigentlich schädigt, wie z. B. zu viel Alkohol, Nikotin, zu viel Essen, zu wenig Bewegung, wird vom Energiesystem des Körpers mit positiven Signalen beantwortet. Dies ist der Grund, warum es so vielen Menschen so schwer fällt, sich von diesen Verhaltensweisen zu verabschieden.

Bei der Entrümpelung dieser sich für uns zwar subjektiv gut anfühlenden, letztlich aber negativen und selbstschädigenden Verhaltensweisen ist die Selbstakzeptanzübung der → *Entrümpelungsanleitung* von zentraler Bedeutung. Während Sie bei Ängsten oder anderen negativen Gefühlen oder bei der Entrümpelung negativer Erlebnisse, die noch in den Knochen stecken, häufig nur ein einziges Mal eine Selbstakzeptanzübung durchzuführen brauchen, müssen Sie bei den Themen Sucht, Essen und anderen selbstschädigenden Verhaltensweisen mehrmals täglich die Selbstakzeptanzübungen (S. 127) machen. Vermutlich sind wir so enttäuscht von uns, dass wir das negative Verhalten immer noch nicht abgelegt haben, dass wir uns Selbstvorwürfe machen, die nun wieder das unerwünschte Verhalten konservieren und stabilisieren. Denn der Selbstvorwurf ist eine der massivsten (energetischen) Schwächungen an sich. Wenn wir uns mit einem oder mehreren Selbstvorwürfen schwächen und Energie rauben, dann fehlen uns diese Energien natürlich zur Veränderung des ungewünschten Verhaltens. Deshalb ist es von grundlegender Wichtigkeit, sich zunächst *mit* oder *trotz* seiner Süchte, selbstschädigenden Verhaltensweisen oder Essprobleme zu lieben und zu akzeptieren. Das wirkt absurd und paradox, ist es im Grunde auch. Aber wir können nun mal nichts verändern, was wir vorher nicht als Problem anerkannt haben, und wir können uns nicht zum Positiven hin verändern, wenn wir uns permanent für das Negative bestrafen. Bedenken Sie dies, wenn Sie sich in die → *Entrümpelungsanleitung* dieses Buches aufmachen.

Die eigentliche Kunst liegt natürlich darin, dass wir immer besser verstehen, was uns energetisiert und motiviert. Wenn wir verstanden haben, welches Denken, Fühlen und Handeln uns quasi allein dadurch, dass wir es praktizieren, also autotelisch, stärkt, dann haben wir einen Zugriff zu nicht versiegen wollenden Energieressourcen. Es lohnt sich wirklich, auf seinen Körper zu hören. Er kann uns weit mehr als unser Kopf signalisieren, ob ein bestimmtes Denken, Fühlen oder Handeln gut für uns ist oder nicht.

Entscheidungsvermeidungsgerümpel

Eine Verhaltensweise, die uns massiv schwächt und Energie raubt, ist die, Entscheidungen oder Dinge, die man ja doch irgendwann erledigen muss, vor sich herzuschieben. Dadurch, dass wir die Entscheidung oder Handlung vor uns herschieben, bleibt sie quasi permanent in unserem Bewusstsein und verbraucht ein Vielfaches der Energie, die sie verbrauchen würde, wenn wir sie gleich erledigen würden. Der Grund für dieses Verhalten sind meistens negative Gefühle, die wir mit dem Schieben zu vermeiden suchen. Sie müssen bei der Entrümpelungsaktion in der ➔ *Entrümpelungsanleitung* also sehr auf diese negativen Gefühle fokussieren und diese zunächst entrümpeln, dann geht es darum, das ungünstige Verhalten durch ein für Sie stärkendes Verhalten zu ersetzen.

Manche noch offenen Themen verbrauchen so viel Energie, dass sie unser gesamtes Handeln blockieren. Ganz nach dem Motto: Erst wenn ich dies oder jenes getan habe, habe ich es mir verdient, so oder so zu handeln. Im Klartext könnte das heißen, erst wenn ich 10 Kilo abgenommen habe, werde ich mich wieder akzeptieren oder das Projekt x angehen. Erst wenn ich Müller angerufen habe, darf ich Meier anrufen, erst wenn ich meine Steuererklärung abgegeben habe, darf ich es mir wieder gutgehen lassen etc.

Wenn Sie noch offene Themen oder Projekte mit sich herumschleppen, dann probieren Sie doch einfach mal, unter Zuhilfenahme der ➔ *Entrümpelungsanleitung* die «verstopften» Entscheidungswege vom unnötigen Ballast zu befreien, sodass Ihre Projekte wieder ins Fließen geraten und Sie sie abschließen können.

Wenn ich doch bloß erst einmal meine Steuererklärung gemacht hätte

Ein freiberuflicher Coach schob seit mehreren Monaten seine Steuererklärung vor sich her. Da er all seine Unterlagen nur einmal im Jahr zu seinem Steuerberater brachte, waren es demgemäß viele Quittungen, Fahrkarten, Bescheinigungen und was sich da noch so alles anhäuft. Von vielen Terminen wusste er nicht einmal mehr, mit wem er sich zum Essen verabredet hatte bzw. worüber man gesprochen hatte. Das Problem für den Coach war, dass er sehr gefragt war und deshalb versuchte, alle Aufträge anzunehmen. Dabei vergaß er völlig, Rechnungen zu schreiben und sich um sein Büro zu kümmern. Es hatte für ihn eben Priorität, alle potenziellen Aufträge auch zu erhalten. Mittlerweile hatte sich die vor sich hergeschobene Steuererklärung zu einem Krafträuber erster Güte entwickelt. Der Coach bekam schlagartig schlechte Laune, wenn er an seine Steuererklärung dachte. Wegen dieser Blockade kam er ins Coaching, da er von einem Kollegen, der eine Fortbildung bei mir gemacht hatte, von der Klopftechnik gehört hatte. Wir fokussierten bereits in der ersten Stunde auf sein emotionales Gerümpel, dass er hinsichtlich seiner Steuererklärung angesammelt hatte. Die negativen Gefühle lösten sich innerhalb einer Viertelstunde auf. Nun entwickelte sich bei ihm eine Motivation, die Steuererklärung anzugehen. Den Rest der Sitzung verbrachten wir mit der Planung für das nächste Jahr. Damit er nicht wieder wegen des gleichen Themas zu einem Coaching kommen müsse, arbeiteten wir heraus, dass es vielleicht doch besser wäre, seine Finanzbuchhaltung monatlich zu seinem Steuerberater zu schicken. So wäre gewährleistet, dass er die meisten Termine und Informationen noch im Kopf hatte, und außerdem war er auf dem Laufenden, was seinen Umsatz und seine Liquidität anging.

Manchmal schieben wir Projekte vor uns her, die für uns gar nicht mehr stimmig sind, und im Grunde müssten wir uns nur erlauben, das Thema als «unerledigt» abzuschließen. Wenn wir aber die Idee haben, man müsse das, was man einmal angefangen hat, in jedem Fall beenden, dann können wir allerdings ein echtes Problem bekommen. Amerikaner haben ein geniales Rezept, das manchen vielleicht etwas hemdsärmelig klingt, das aber eine tiefe Weisheit beinhaltet: *Love it, change it or leave it.* Darin ist im Grunde alles an bekannten Veränderungskompetenzen, was man sich vorstellen kann. Der Spruch beinhaltet die Kriterien Wahlfreiheit, Selbstwirksamkeit, Glaube an die eigenen Einflussmöglichkeiten, er hat einen handlungsaktivierenden Drive und vermittelt so etwas wie eine sportliche Grundhaltung. Wenn wir diese Weisheit wirklich beherzigen und praktizieren, dürften wir kaum noch Gerümpel ansammeln. Der Spruch ist so etwas wie ein Entrümpelungs-Werbeclaim. Zum Abschließen, Verwerfen oder Verändern von offenen Themen können Sie natürlich wieder gut die ➜ *Entrümpelungsanleitung* nutzen.

Selbstwerträuber und deren Gerümpel

Wenn wir unter einem reduzierten Selbstwertgefühl leiden, dann raubt uns das meist erhebliche Energien und steht uns dabei im Weg, unsere persönlichen Ziele zu erkennen und zu erreichen. Es gibt einige Selbstwerträuber, die uns das Leben schwermachen. Meist sind es negative, selbstablehnende Gedanken. Als Erwachsene sind wir selbst es, die uns schwächen. Wir selbst entwerten uns und sind dadurch eben bei Entwertungen von außen empfänglich für diese[24]. Wir glauben dann, dass die anderen vielleicht doch recht mit ihren Entwertungen haben. Natürlich liegen die Wurzeln des verminderten Selbstwertgefühls meist in unserer Kindheit. Wenn wir aus einem Familiensystem kommen, in dem z. B. unsere Eltern und all die anderen auch kein hohes Selbstwertgefühl hatten und sich nichts zugetraut haben, dann werden sie uns schon gar nichts zutrauen können. Bei jeder Sache, die wir dann angehen, schauen unsere Eltern oder Bezugspersonen uns mit jenem Blick an, der verrät, dass wir das alleine ja sicherlich nicht schaffen werden. Wenn unsere Eltern ängstlich sind, dann lernen wir von ihnen, dass überall Gefahren lauern. So etwas prägt sich nun mal ein. Wir wachsen also dann mit der Überzeugung auf, uns ist nichts zuzutrauen bzw. alles ist gefährlich. Dieses Gerümpel ist es, dass es uns schwermacht, unsere Kompetenzen, Potenziale und Besonderheiten zu erkennen und zu entwickeln. Um sich von Selbstwerträubern zu befreien, könnten Sie diese in der ➜ *Entrümpelungsanleitung* für immer und ewig verabschieden.

Das Selbstwertgefühl – Immunsystem unseres Bewusstseins

Es gibt eine schöne Metapher, die besagt, dass unser Selbstwertgefühl so etwas wie *das Immunsystem unseres Bewusstseins* ist. Ist unser Selbstwertgefühl gering, fangen wir uns jeden gedanklichen *Erreger* ein, der gerade herumschwirrt. Das sind dann die erwähnten *Kognokokken* (S. 81). Jede noch so abenteuerliche Meinung kann dann Einzug halten in unser Bewusstsein, da ja unsere Abwehrkräfte geschwächt sind. Ist unser Selbstwertgefühl hingegen hoch, dann treffen uns Entwertungen, Meinungen anderer oder Angriffe weniger und schon gar nicht unreflektiert. Wir entscheiden dann bewusst, welche Meinungen anderer wir annehmen und welche nicht. Was gehört eher zu den anderen, und was lohnt sich an- und ernst zu nehmen? Wenn wir allerdings nicht viel von uns halten, uns ablehnen und entwerten, dann dürfen wir uns auch nicht wundern, dass wir auf so vieles hereinfallen.

In unserer Welt wird unendlich viel gedanklicher Müll produziert. Schalten Sie einfach das Fernsehen an, und Sie bekommen in kurzer Zeit ein mentales, emotionales und ästhetisches Vermüllungssyndrom. So viel Blödsinn, wie Menschen vor Kameras von sich geben, angeblich weil das, was sie da sagen oder machen, die Einschaltquote hebt, hält man eigentlich kaum aus, ohne einen energetischen Schaden zu nehmen. Dummheit schwächt, deshalb fühlen sich viele Menschen auch so ausgelaugt und initiativlos, wenn sie längere Zeit vor dem Fernsehgerät gesessen haben. Dies liegt natürlich nicht am Fernsehen an sich, sondern an den schwächenden Beiträgen, die häufig gesendet werden. Also, passen Sie gut auf sich auf, welche Gedanken und Meinungen Sie in sich aufnehmen und welche Sie lieber an sich abprallen lassen sollten. Hierbei kann die ➜ *Entrümpelungsanleitung* natürlich wieder behilflich sein.

Ab jetzt entscheide ich, was ich von anderen annehme und was nicht

Eine junge Ärztin berichtete, dass sie unter schrecklichen Selbstwertproblemen leide. Wie so oft war das für den Beobachter zunächst kaum vorstellbar. Die junge Frau wirkte attraktiv, war in ihrem Beruf als Ärztin erfolgreich, hatte einen zufrieden wirkenden kleinen Sohn und einen Mann, der sie liebte und mit dem ihr das Leben sehr gut gefiel. Allein ihr mangelnder Immunschutz vor den Angriffen anderer und ihre schreckliche Angst vor Kritik machten sie fast wahnsinnig. Sie arbeitete in der Uniklinik, in einer Abteilung für Hightechmedizin. Fast alle Kollegen liefen mit der innerlichen Idee herum, dass sie bestimmt bald den Nobelpreis bekämen. Die Frühbesprechungen zeichneten sich dadurch aus, dass die Kollegen vor dem Chef die Muskeln spielen ließen. Man musste das Gefühl haben, in einem Club für Besserwisser gelandet zu sein. Jede Äußerung musste wissenschaftlich abgesichert sein, bloße Meinung oder Erfahrungswissen war verpönt. In diesem Umfeld litt sie, obwohl sie erfolgreich war, tausend Tode. Im weiteren Verlauf analysierten wir, wie sie selbst ihr Selbstwertgefühl reduzierte. Es überraschte sie nicht schlecht, als wir 15 unbewusste Selbstentwertungsstrategien ausfindig machen konnten. Sie dachte z. B.: «*Ich weiß nicht so viel wie die anderen. Ich muss perfekt sein. Wenn ich Fehler mache, ist das der Beweis für meine Unfähigkeit. Alle müssen mich mögen. Wenn ich richtig erfolgreich bin, mögen mich die anderen nicht mehr. Ich kann es nicht aushalten, wenn mich jemand kritisiert.*»
Diese entrümpelten wir und erarbeiteten 15 wirklich gute, stimmige Selbstwertsteigerungsstrategien, wie z. B.: «*Das, was ich weiß, reicht für das, was ich mache, voll aus. Ich erlaube mir in meiner Professionalität, meine Fehler*

bewusst wahrzunehmen und an ihnen zu wachsen. Ihr dürft mich auch blöd finden. Ich entscheide, welche Kritik ich annehme und welche nicht.»

Die unangenehmen Gefühle entrümpelte sie mit der Klopftechnik, die sie häufig noch wenige Minuten vor der Frühbesprechung anwandte. Es war erstaunlich zu sehen, wie die junge Ärztin nun gegen all die Nobelpreis-aspiranten mit mehr Selbstbewusstsein und mit viel Humor sich durch-zusetzen in der Lage war. Sie nahm letztlich die ganze Veranstaltung nicht mehr so ernst, und sie musste häufig über ihre Kollegen schmunzeln. Dies war ihr aber erst möglich, als sie nicht mehr alles auf sich bezogen hatte, sondern die Äußerungen der anderen als Information *über* diese anderen werten konnte. Die Frühbesprechung empfand sie nun als großes Theater, in dem sie bisweilen durchaus lustvoll die eine oder andere Rolle zu spielen pflegte.

Aktivierung einer positiven Selbstbeziehung

Da wir selbst entscheiden, was wir von anderen annehmen und was nicht, haben wir die Freiheit auszuwählen, was wir an uns heranlassen. Wenn wir uns aber unserer selbst unsicher sind, uns nicht vertrauen, uns ablehnen oder für wertlos erachten, dann müssen wir im Grunde bei jedem Angriff und jeder Entwertung davon ausgehen, dass der Angreifer im Recht ist. Hierfür sind wir selbst verantwortlich, da wir bereits vorher kapituliert haben und den anderen die Definitionsmacht über uns überlassen haben. Sich zu beklagen, dass andere einen nicht mögen oder ablehnen, und sich dabei doch selbst nicht zu mögen oder abzulehnen, hat etwas allzu Kindisches an sich. Die anderen sollen das leisten, nämlich uns mögen, bewundern und wertschätzen, was wir selbst nicht für nötig erachten. Vergessen Sie's. Wenn ich geachtet werden will, muss ich mich selbst achten. Wenn ich bewundert werden will, muss ich mich selbst bewundern, und wenn ich geliebt werden will, dann muss ich mich selbst lieben. Alles andere führt dazu, dass wir zu emotionalen Schmarotzern werden. Wir brauchen dann die guten Gefühle der anderen, um uns selbst zu mögen. Natürlich kann es sein, dass wir aus einem Familiensystem kommen, in dem wir immer ent-

wertet wurden, dann scheint es uns nahezu unmöglich, uns anzunehmen und zu mögen. Das, was wir uns selbst zu geben nicht in der Lage
sind, was wir jedoch dringend brauchen, das erwarten oder erhoffen wir
dann eben von anderen. Ehe wir emotional verhungern oder verdursten, können wir das machen. Aber lassen Sie uns bedenken, wenn wir
nicht dafür sorgen, dass wir uns selbst annehmen und achten können,
dann bleiben wir massiv abhängig von anderen, und das schwächt unser
Selbstwertgefühl mehr als vieles andere. Wenn Sie nicht genug zu sich
stehen können oder sich Ihres Wertes noch unsicher sind, schlage ich
vor, dass Sie die Selbstwerträuber und die Ihr Immunsystem schädi-
genden Gefühle und Gedanken in der ➜ *Entrümpelungsanleitung* Stück
für Stück verabschieden. Wichtig dabei ist, dass Sie in Kopf, Herz und
Körper selbstwertspendenden und selbstwertaktivierenden Gedanken
und Gefühlen Einzug gewähren.

Anderen auf Augenhöhe begegnen

Um sich anderen gegenüber wohl und wertvoll zu fühlen, kann es hilfreich sein, ihnen auf Augenhöhe zu begegnen. Das können wir natürlich nur, wenn wir auf unseren Wert, unsere Kompetenzen und unsere
Potenziale schauen, wenn wir zu uns stehen, so wie wir sind, einschließ-
lich unserer Fehler und Schwächen. Dann kann der andere sein, wer
er will, wir bleiben in unserer Größe und begegnen ihm sozusagen
von Mensch zu Mensch. Selbstwertgefühl kann man sich nicht kaufen,
nicht mit einer Tablette oder Infusion zu sich nehmen und sich auch
nicht durch kosmetische Chirurgie zulegen. Immer wenn wir jedoch
versuchen, es auf diesen Wegen zu erlangen, bleiben wir abhängig von
diesen Äußerlichkeiten. Spätestens wenn die Schönheit dahin ist, das
Geld weg oder der Wirkspiegel der Medikamente oder Drogen sich in
unserem Körper gesenkt hat, sind unsere alten Selbstzweifel und die
selbstablehnenden Gedanken wieder da, ganz abgesehen davon, dass
das Wissen, dass wir unser Selbstwertgefühl durch von außen hinzuge-
fügte Mittelchen stabilisiert haben, in sich selbstwertreduzierend ist.
Denn wir wissen ja, dass diese Maßnahmen von außen kommen und

nicht wirklich etwas mit uns zu tun haben. Ich möchte nicht behaupten, dass diese Dinge nicht auch sehr wirksam und gut für uns sein können, sie sind nur eben etwas brüchiger als ein von innen heraus entstandenes Selbstwertgefühl.

Wenn Sie sich anderen gegenüber kleinmachen und minderwertig fühlen, sollten Sie schleunigst die ➜ *Entrümpelungsanleitung* dazu nutzen, Ihren Sie bewohnenden selbstsabotierenden Selbstweträubern eine fristlose Kündigung zu schicken. Sabotage ist nämlich ein Grund für eine fristlose Kündigung.

Andere als Spiegel des Selbstwertgefühls

An der Art und Weise, wie andere Sie achten, wertschätzen und Ihnen begegnen, können Sie eine Menge über Ihr eigenes Selbstwertgefühl erfahren. Denn wir strahlen auf Hunderten von Kanälen aus, was wir von uns selbst halten, ob wir uns achten, wertschätzen und was wir uns zutrauen. Unsere Gegenüber nehmen diese Informationen über uns auf und richten sich unbewusst danach. Deshalb können wir häufig an der Reaktion der anderen erfahren, wie es um unser eigenes Selbstwertgefühl bestellt ist. Natürlich sagt im Einzelfall die Reaktion des anderen immer auch etwas über ihn aus; wenn wir jedoch immer wieder die gleichen oder ähnliche Erfahrungen im Kontakt mit anderen Menschen machen, dann können wir davon ausgehen, dass es sich um eine Reaktion auf unsere unbewusst gesandten Botschaften handelt. Egal warum Sie sich in Ihrem Selbstwertgefühl gekränkt fühlen, wenn Sie immer wieder von anderen missachtet oder entwertet werden, dann entrümpeln Sie doch einfach Ihre Selbsweträuber oder die negativen Gefühle mit der ➜ *Entrümpelungsanleitung*.

Wie wir unser Selbstwertgefühl demontieren

Durch unser Denken, Fühlen und Handeln definieren wir, wer wir sind und was wir von uns halten. Menschen mit einem geringen Selbstwertgefühl schwächen sich durch abwertendes und selbstsabotierendes

Denken, durch Verhaltensweisen, die sie klein und unsicher machen, und durch Gefühle wie z. B. Hoffnungslosigkeit, Einsamkeit, Scham, Peinlichkeit, Ängste, Neid und Eifersucht.

Beim Entrümpeln von Selbstwerträubern ist es ganz wichtig, dass wir zum einen die negativen Gefühle verändern und zum anderen die abwertenden Kernüberzeugungen, wie z. B. *die anderen können das alles besser als ich*, in stärkende Kognitionen verwandeln, wie z. B. *ich habe eine ganz eigene und gute Art, die Dinge anzugehen*. Wichtig hierbei ist es natürlich, dass sich die positiven Kognitionen und Denkmuster individuell stimmig und wahr anfühlen. Die durch die ➜ *Entrümpelungsanleitung* herausgearbeiteten positiven und energiespendenden Denkweisen sollten Sie acht Wochen lang zweimal täglich aktivieren. Wie dies funktioniert, erfahren Sie natürlich wieder in der ➜ *Entrümpelungsanleitung*.

Binokulares Modell

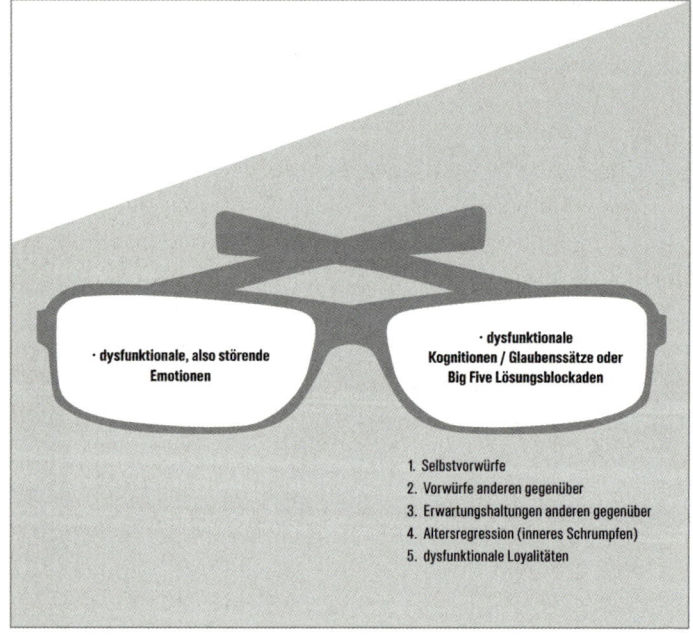

· dysfunktionale, also störende Emotionen

· dysfunktionale Kognitionen / Glaubenssätze oder Big Five Lösungsblockaden

1. Selbstvorwürfe
2. Vorwürfe anderen gegenüber
3. Erwartungshaltungen anderen gegenüber
4. Altersregression (inneres Schrumpfen)
5. dysfunktionale Loyalitäten

Die

Entrümpelungs-

anleitung

Im Grunde ist die Entrümpelungsanleitung einfach anzuwenden. Sie müssen den Entrümpelungsprozess jedoch ein paarmal durchlaufen, damit Sie die innere Logik und den Ablauf verinnerlicht haben. Es handelt sich bei dem Entrümpelungsprozess um eine Kombination verschiedener Einzeltechniken, die man eigentlich auch je für sich allein anwenden kann. Die vorgeschlagene Reihenfolge bietet sich jedoch an, da durch sie eine optimale Anwendung gewährleistet ist.

Wichtig ist, dass wir immer auf zwei Ebenen an die Entrümpelung herangehen:

→ *auf der Ebene der selbstsabotierenden Gedanken, Big Five Lösungsblockaden und dysfunktionalen Glaubenssätze (Großhirnrinde). Diese werden dann mittels der Selbstakzeptanzübung behandelt,*

→ *auf der Ebene der negativen, einschränkenden Gefühle (Gefühlshirn, also limbisches System). Diese werden mit dem aktiven Entrümpeln, also dem Klopfen der Akupunkturpunkte, entrümpelt.*

Wir schauen quasi binokular (zweiäugig) auf das jeweilige Gerümpel:

Wenn Sie ein Thema haben, dass Sie entrümpeln möchten, so notieren Sie es sich auf einem leeren Blatt Papier und entrümpeln Sie es bitte immer hinsichtlich dieser zwei Ebenen. Wenn Sie z. B. Angst vorm Fliegen haben, dann würden Sie zum einen diese Angst und alle Ängste und **negativen** *Gefühle*, die Sie dahinter vermuten, aufschreiben, wie z. B.:

- Angst vorm Fliegen,
- Angst, die Flugkabine nicht verlassen zu können,
- Angst, die Kontrolle zu verlieren,
- Angst, dass alle sehen, dass ich Angst habe,
- Angst, verrückt zu werden,
- ich fühle mich eingesperrt,
- ich fühle mich hilflos,
- etc.

und dann können Sie die **selbstsabotierenden** *Gedanken, Selbstvorwürfe* **und** *Glaubenssätze* aufschreiben, die Sie ggf. auch aus den Tabellen 1–3 oder aus den Selbstsabotage-Screeningtabellen (S. 172, 177) erarbeitet haben, wie z. B.:

- Fliegen ist gefährlich,
- ich bin ein Idiot, dass ich Angst vor dem Fliegen habe,
- die Dinger können doch da oben gar nicht wirklich sicher sein,
- es ist sicherer für mich, wenn ich meine Flugangst behalte,
- ich habe es gar nicht verdient, meine Flugangst zu überwinden,
- der Flugkapitän fliegt aufmerksamer, wenn ich mir Sorgen und Ängste mache,
- etc.

Nun haben Sie sehr viel wirklich diagnostisches Material, also die betreffenden Gefühle und Glaubenssätze, um zu verstehen, woraus Ihr Gerümpel, hier Ihre Flugangst, zusammengesetzt ist und an welchen Stellen Sie Ihren Veränderungshebel ansetzen können.

Der Entrümpelungsprozess – Die 8 Schritte

Als erste Übersicht lesen Sie sich bitte auf den folgenden Seiten die genaue ausführliche Beschreibung der Entrümpelungsanleitung durch. Weiter hinten erfolgt dann für Ihren persönlichen Entrümpelungsprozess die *Kurzform* der Entrümpelungsanleitung. In der ausführlichen Beschreibung wird auch erklärt, welche Funktion die einzelnen Übungen haben, sodass Sie verstehen können, warum Sie was genau machen.

1. Fokussieren
Fokussieren Sie sich auf das Gerümpel, also das negative Thema, das Sie entrümpeln wollen.

2. Den Stress, die Belastung einschätzen
Wie unangenehm fühlt sich dieses Gerümpel auf einer Skala zwischen 0 und 10 jetzt an? 0 bedeutet kein Stress oder Unbehagen, und 10 bedeutet maximaler Stress bzw. maximales Unbehagen. Diese Einschätzung des Stresses können Sie nach jedem Klopfdurchgang, nach jeder Zwischenentspannung oder einfach zwischendrin immer wieder wiederholen, um zu erkunden, was sich an Ihrem Thema schon geändert hat.

3. Überkreuz- und Fingerberührübung
(sich fit machen fürs Entrümpeln bzw. Aufräumen). Führt dazu, dass beide Hirnhälften besser miteinander kommunizieren.

Überkreuzsitz

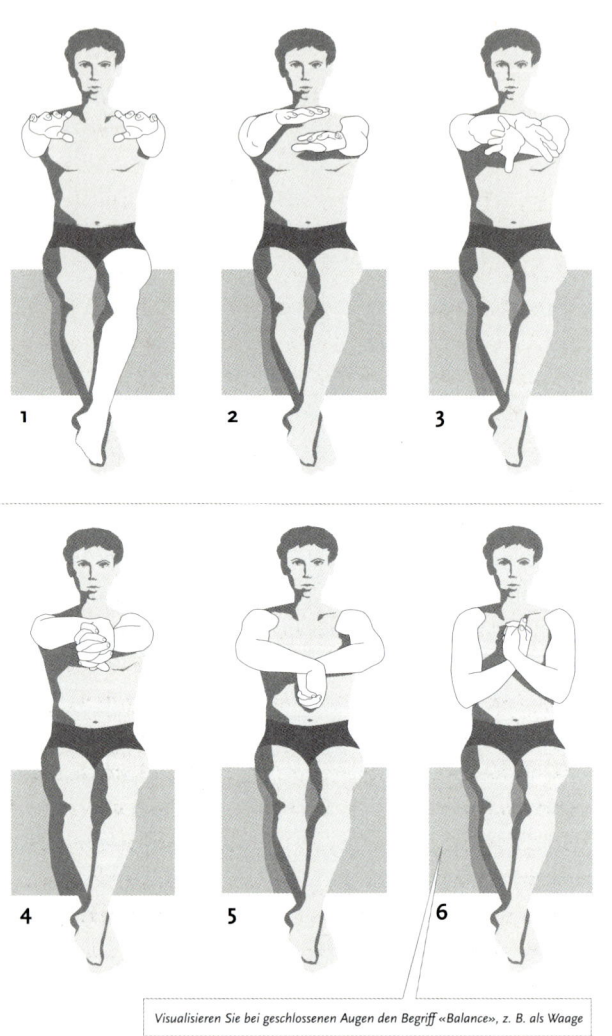

1

2

3

4

5

6

Visualisieren Sie bei geschlossenen Augen den Begriff «Balance», z. B. als Waage

Bei der Überkreuzübung sollten Sie darauf achten, dass sich die Position der Beine und Arme angenehm anfühlt. Bei den meisten Menschen ist dies der Fall, wenn der linke über dem rechten Knöchel und der rechte Arm über dem linken liegt (siehe Abbildung). Falls es bei Ihnen anders ist, so ist das völlig o. k. Sie sollten jedenfalls die für Sie angenehme Position einnehmen.

Wenn Sie zum Schluss die Augen geschlossen halten, sollten Sie sich ganz auf den Atem konzentrieren. Beim Einatmen sollte die Zunge den Gaumen berühren, und beim Ausatmen sollte sie sich wieder lösen. Während der Übung können Sie sich vor dem inneren Auge eine ausbalancierte Pendel-waage vorstellen, um so dem Gehirn ein Bild von Balance zu präsentieren. Sie können sich innerlich auch das Wort *Balance* sagen. Die Übung sollte ca. zwischen 30 Sekunden und zwei Minuten dauern.

WAS MACHT DIE ÜBERKREUZÜBUNG IN UNSEREM GEHIRN?

Die Überkreuzübung ist eine optimale Vorbereitung des Gehirns für den Entrümpelungsprozess. Sie führt zu einer besseren Kooperation der beiden Hirnhälften. Durch die beschriebene verdrehte Positionierung der Arme und Hände wird unser Gehirn extrem dazu gezwungen, sich klarzumachen, wo genau sich die Hände und die einzelnen Finger gerade befinden. Dies führt dazu, dass beide Hirnhälften gefordert sind, miteinander zu kommunizieren. Hieraus resultiert eine Durchbrechung der wechselseitigen Abschottung der Hemisphären. Genauso wie die immer wiederkehrenden bilateralen Stimulationen, also alle abwechselnden Rechts-links-Aktivierungen bei der Zwischenentspannung. Durch diese Durchbrechung der gegenseitigen Abschottung der Hemisphären kann das Gehirn rationale und emotionale Erinnerungsaspekte, die zuvor isoliert waren, wieder besser miteinander verknüpfen. Eine Umstrukturierung der Erinnerung kann so besser erfolgen[25]. Dies, so wird vermutet, führt mit zu einer Auflösung negativer Assoziationsmuster.

Fingerberührübung

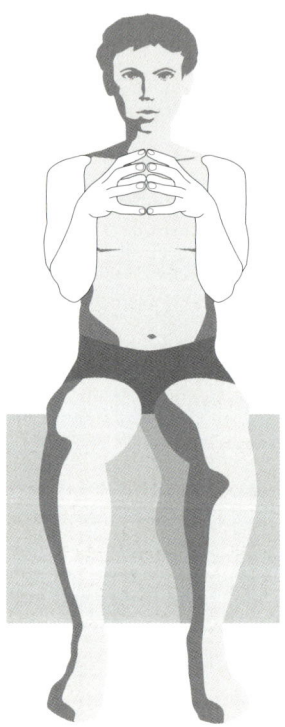

Die Fingerspitzenberührübung ist eine Fokussierungs- und Zentrierungsübung. Sie soll dazu führen, sich zentrierter zu fühlen, d.h., dass Sie sich innerlich im Lot fühlen.

Die Ellenbogen liegen am Körper seitlich an, und die Zunge sollte wieder beim Einatmen den oberen Gaumen berühren und sich beim Ausatmen wieder lösen. Auch diese Übung sollte ca. zwischen 30 Sekunden und zwei Minuten dauern. Die Augen können geschlossen oder offen sein.

4. Selbstakzeptanzübung
Auch wenn ich dieses Gerümpel angesammelt habe, liebe und akzeptiere ich mich so, wie ich bin. **Dieser Satz wird dreimal laut ausgesprochen.**

Mit der **Selbstakzeptanzübung** werden selbstsabotierende Gedanken, Selbstvorwürfe und dysfunktionale Glaubenssätze (linkes Brillenglas der Brille) entrümpelt. Man akzeptiert sich *trotz* des jeweiligen Problems. Selbstakzeptanz verbessert die Selbstbeziehung und beendet die Selbstentwertung. Das schont die eigenen Energieressourcen. Es werden dezidierte Selbstakzeptanzsätze, bezogen auf alle Aspekte des jeweiligen Gerümpels, herausgearbeitet und laut ausgesprochen. Während des Aussprechens wird der sogenannte Selbstakzeptanzpunkt gerieben (also nicht geklopft). Dies ist der einzige Punkt, der gerieben und nicht geklopft wird. Der Grund dafür liegt darin, dass es sich bei ihm nicht um einen Akupunkturpunkt handelt, sondern um einen körperlichen Reflexpunkt. Dieser Reflexpunkt liegt auf der linken Seite zwischen dem Schlüsselbein und der Brust und fühlt sich etwas schmerzhaft an, wenn man ihn reibt.

Auch nach der Selbstakzeptanzübung können Sie sich fragen, wie hoch der Stress nun ist. Es kann nämlich durchaus sein, dass das negative Gefühl sich auch durch die Selbstakzeptanzübung deutlich reduziert. Fragen Sie sich lieber einmal zu viel, wo der Stress nun liegt, als einmal zu wenig. Denn die wiederholte Kontaktaufnahme mit dem Thema hilft beim Entrümpeln.

Selbstakzeptanzpunkt

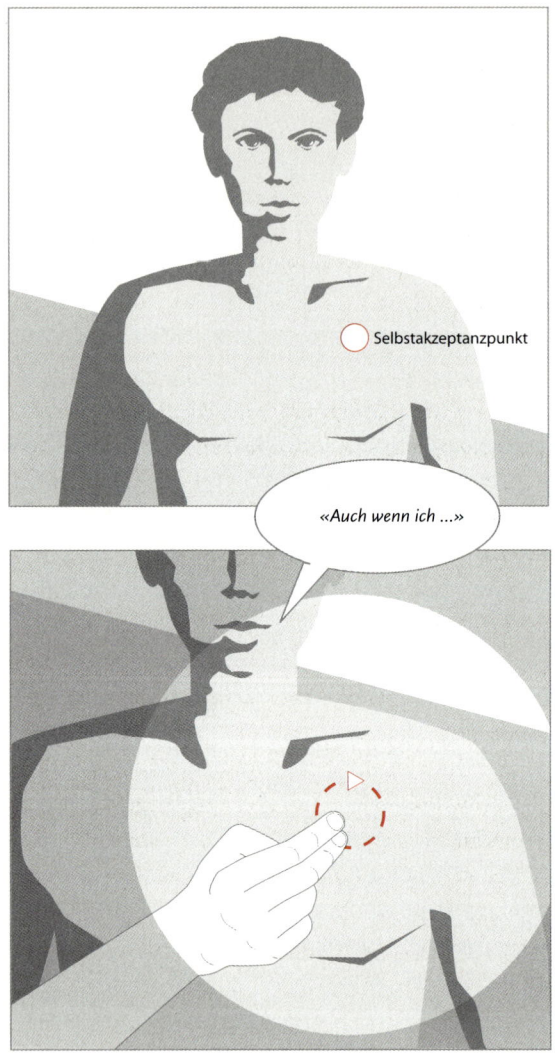

Die selbstakzeptierenden Aussagen haben immer die gleiche logische Struktur. *Auch wenn ich ... liebe und akzeptiere ich mich so, wie ich bin!* Ich liebe und akzeptiere mich *trotz* meiner bzw. *mit* meinen Problemen, Einschränkungen und Unzulänglichkeiten.

Sollten Sie den Satz ... *liebe und akzeptiere ich mich so, wie ich bin* ... nicht aussprechen können, da Sie das Gefühl haben, dass er nicht stimmt, so schlage ich eine Verdünnungsformel vor. Sie könnten die Selbstakzeptanzaffirmation z. B. folgendermaßen verdünnen:

Auch wenn ich ...
- *... wäre es wahrscheinlich gut für mich, wenn ich mich ...*
- *... wäre es für einen Teil von mir vermutlich gut, wenn ich mich ...*
- *... sagt die psychologische Wissenschaft, dass es gut für mich wäre, wenn ich mich ...*
- *... tue ich jetzt einfach mal so, als ob ich mich ...*

... liebe und akzeptiere, so wie ich bin.

Sie können aber auch die Selbstakzeptanzformulierung Ihrem persönlichen Geschmack anpassen. So z. B.:

- *... finde ich mich dennoch gut, so wie ich bin.*
- *... achte und würdige ich mich so, wie ich bin.*
- *... bin ich der/die, der|die ich bin.*
- *... bin ich trotzdem o. k.*
- *... bin ich dennoch wertvoll und interessant.*
- *... etc.*

Wenn wir gerade auf der Straße der Gewinner fahren, von allen gefeiert werden, erfolgreich und beliebt sind und alles im Leben einfach nur super läuft, ist es keine große Leistung, sich zu lieben und zu akzeptieren. Nach dem Motto: Klar habe ich mich in dem Moment akzeptiert und zutiefst geliebt, als ich die Zusage für meinen Traumjob erhielt oder die erste Spritztour in meinem Traumauto machte oder ich mein erstes Kind im Arm gehalten habe, mein Foto den 1. Preis auf einem Wettbewerb machte oder ich in Stockholm vom schwedischen König den Nobelpreis entgegengenommen habe.

Allerdings brauchen wir es in diesen Situationen auch nicht so sehr, wie wenn es uns nicht gut geht: Wenn einiges im Leben wieder mal schiefläuft, wir uns frustriert, unsicher und gerade mal wieder voller Fehler und Unzulänglichkeiten fühlen oder erleben.

Genau in diesen Situationen, wo wir es eigentlich am allernötigsten hätten, dass wir geliebt und akzeptiert werden, entziehen wir uns oft selbst die Loyalität und prügeln noch mit Selbstvorwürfen und Entwertungen auf uns ein. So richtig plausibel erscheint mir das nicht, oder etwa Ihnen?

Interessant an der Formulierung «... *liebe und akzeptiere ich mich* ...» ist auch, dass sowohl Verstand (*akzeptiere*) als auch das Gefühl (*liebe*) angesprochen werden. Diese selbstakzeptierende Selbstannahme wirkt auf zwei Ebenen und immunisiert so gegen schwächende Energien. Ganz nach dem Motto: «*Wenn ich mich akzeptiere und liebe, wer will denn da noch wider mich sein?*» Viele Menschen können sich aber nicht akzeptieren, gerade weil sie ja das Problem haben. Fatal daran, das Problem bzw. sich mit dem Problem nicht zu akzeptieren, ist, dass wir mit dem Problem eben jenen Persönlichkeitsanteil in uns ablehnen, der dieses Problem hat. Wir lehnen also einen Teil von uns selbst ab. Nun sind wir schon geschwächt durch das Leid bzw. das Problem und setzen dann noch einen drauf.

Hirnforscher haben herausgefunden, dass Hirnareale wie etwa die Amygdalae, die Mandelkerne, die mit negativen Empfindungen wie z. B. Trauer, Angst und Wut in Zusammenhang stehen, offensichtlich durch

Liebesgefühle zum Schweigen gebracht werden[26]. **Dies könnte auch erklären, warum die Aussagen zur Selbstannahme und Selbstliebe während einer Klopfsequenz häufig direkt so positive und stressreduzierende Auswirkungen haben.**

Heilung hat immer etwas mit Ganzwerdung zu tun. Es mag deshalb also paradox erscheinen, aber ein Problem können wir erst dann lösen und loslassen, wenn wir akzeptieren, dass wir es auch haben.

Im asiatischen Raum gibt es eine schöne Beschreibung für die Akzeptanz der dunklen Seiten. Sie heißt *Lob des Schattens*[27] und beschreibt, dass Dinge zusammen mit ihrem Schatten reicher sind als allein. Hinzu kommt ein anderes Phänomen. Wir verbrauchen meist sehr viel Energie damit, unsere Schatten vor uns und der Welt zu verbergen. Das ist zum einen Energieverschwendung, und zum anderen macht gerade die Tatsache, nicht den eigenen Schatten zu akzeptieren, uns angreifbar. Wenn ich zu meinem Schatten stehe, brauche ich keine Angst mehr vor Entlarvung zu haben. Wenn ich mir jedoch im Geheimen etwas vorwerfe und alle Energien darauf verwende, nach außen eine weiße Weste zu haben, bin ich angreifbar für andere. Ich gebe dem Vorwurf der anderen im Voraus schon recht. Stehe ich zu mir mit meinen Schwächen und Einschränkungen, immunisiere ich mich gegen Angriffe.

Also nur Mut zur Selbstakzeptanz trotz vermuteter Hässlichkeit. Selbstliebe und -akzeptanz machen übrigens auch unabhängiger davon, von anderen geliebt und akzeptiert werden zu *müssen*.

Man kann beobachten, dass Menschen, die viel mit den Selbstakzeptanzübungen arbeiten, sich nach geraumer Zeit mehr annehmen, lieben und akzeptieren können, auch ohne explizit die Selbstakzeptanzübung auszusprechen. Es lohnt sich hier also, etwas Zeit zu investieren. Sie verändern so Ihre Grundhaltung sich selbst gegenüber. Auch kann man die Beobachtung machen, dass nach häufiger Anwendung des emotionalen Entrümpelns negative Gefühle nicht mehr so eine anhaftende Wirkung in uns zu haben scheinen. Es lohnt sich also, viel zu klopfen, da Sie damit die *Klebrigkeit* negativer Gefühle verringern.

Klopfpunkte

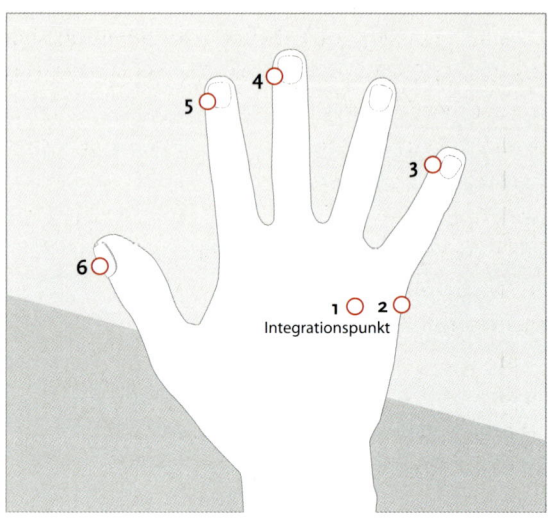

Integrationspunkt

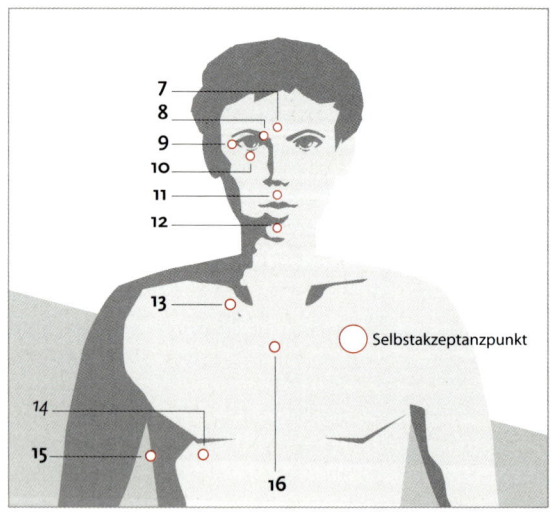

Selbstakzeptanzpunkt

Hier liegen die Klopfpunkte (Die Seite ist egal):

1. Auf dem Handrücken zwischen dem Kleinfinger- und dem Ringfinger.

2. An der Handkante, und zwar dort, wo sich eine Falte bildet, wenn man eine Faust schließt. In Höhe des Kleinfingerknöchels.

3. Am Nagelfalz des Kleinfingers.

4. Am Nagelfalz des Mittelfingers.

5. Am Nagelfalz des Zeigefingers.

6. Am Nagelfalz des Daumes.

7. Zwischen den Augenbrauen (sog. Drittes Auge)

8. Auf der Augenbraue am Innenwinkel.

9. Am Auge seitlich.

10. Unter dem Auge, auf dem Jochbogen.

11. Unter der Nase.

12. Zwischen der Unterlippe und dem Kinn.

13. Ca. zwei Querfinger unterhalb des Schlüsselbeins, im Zwischenrippenbereich.

14. Zwischen der Brust und dem Rippenbogen.

15. Unter dem Arm, ca. eine Handbreite unter der Achsel (kann man auch mit der flachen Hand beklopfen).

16. Im oberen Drittel des Brustbeins.

5. Aktives Entrümpeln

An die negativen Dinge, Gefühle denken, **sie sich** intensiv vorstellen oder aussprechen (z. B.: meine Angst vor öffentlichen Auftritten ...) **und währenddessen die Punkte klopfen**

Mit dem **aktiven Entrümpeln** werden also die negativen Emotionen (rechtes Brillenglas der Brille) entrümpelt. Beim aktiven Entrümpeln müssen Sie an das zu entrümpelnde Thema *denken* und nacheinander die 16 Punkte beklopfen. Es werden alle Meridiane im Sinne einer Gießkannentechnik beklopft, da wir ja nicht genau wissen, welcher Akupunkturpunkt bei Ihnen in diesem speziellen Fall besonders gut wirkt. Wir klopfen mit den Fingerkuppen bzw. Fingerenden des Zeige- und Mittelfingers der rechten oder linken Hand auf die jeweiligen Akupunkturpunkte. Je Punkt kann man 5- bis 25-mal klopfen (ca. zwei Schläge pro Sekunde). Es ist gut, während des Klopfens darauf zu achten, an welchem Punkt eine besonders starke positive Reaktion oder Entspannung auftritt. An diesem intuitiv gefundenen Punkt könnten Sie jetzt bis zu mehrere Minuten klopfen, da dieser mit hoher Wahrscheinlichkeit auf einem für Ihr Problem verantwortlichen Meridian liegt. Bei diesem Vorgehen handelt es sich um das *intuitive Klopfen*. Sie schulen dabei zugleich, immer besser in sich hineinspüren zu können, was Sie für die Nutzung Ihrer somatischen Marker, Ihres Bauchgefühls, Ihrer Intuition gut gebrauchen können.

Anstatt nur an das Thema zu denken, könnte es auch sinnvoll sein, das Thema an jedem Punkt neu zu *benennen,* also *auszusprechen,* z. B.: «*Meine Angst, mich bei öffentlichen Auftritten zu blamieren.*» Hierbei ist es sehr sinnvoll, das Problem möglichst konkret zu benennen.

Sie können entweder nur auf ein Gefühl, z. B. Angst, fokussieren oder wenn mehrere Gefühle zu dem Thema gehören, gleichzeitig an mehrere Gefühle denken, z. B. zusätzlich Hilflosigkeit, Hoffnungslosigkeit, etc. Sollte sich ein Gefühl nicht mit auflösen, sollten Sie den Klopfdurchgang ausschließlich mit diesem Gefühl wiederholen.

Sinn und Zweck des Aussprechens ist es, im Kontakt mit dem Problem zu bleiben, es sozusagen *am Köcheln* zu halten. Wenn Sie zu den

Menschen gehören, die besser Kontakt zu einem Problem bekommen, wenn sie nur daran denken, dann sollten Sie ohne zu sprechen daran denken, während Sie sich beklopfen. Wenn Sie mehr Kontakt zum Problem bekommen, wenn Sie es laut aussprechen, dann sollten Sie das Problem laut benennen, während Sie sich beklopfen. Sie können auch experimentieren, was Ihnen besser gefällt, und das dann praktizieren. Vielleicht beobachten Sie auch unterschiedliche Vorlieben, z. B. bei einer Angst ist es für Sie besser, nur daran zu denken, und bei einer Wut sprechen Sie diese lieber laut aus.

Nach jedem aktiven Entrümpeln können Sie sich fragen, wo auf der Stress-Skala zwischen 0 und 10 der Stress nun liegt.

DIE MERIDIAN- UND AKUPUNKTURPUNKTE

Bei den 16 Punkten handelt es sich um Akupunkturpunkte, die auf Meridianen und Sammelgefäßen liegen. Für den Entrümpelungsprozess ist es nicht nötig zu wissen, um welche Akupunkturpunkte und welche Meridiane es sich dabei genau handelt. Ganz im Gegenteil, das Meridiansystem der Traditionellen Chinesischen Medizin (TCM) ist ein hochkomplexes und somit für den Ungeübten sehr verwirrendes System. Wir erlauben uns hier beim Klopfen eine radikale Komplexitätsreduktion und müssen nur wissen, wo die Punkte sind, die wir beklopfen. Ansonsten würde die Verwirrung über die Komplexität des Systems sich in das von uns zu entrümpelnde Thema hineinschieben. Das könnte den Entrümpelungsprozess stören. Wenn Sie genau wissen wollen, um welche Punkte es sich handelt, sollten Sie in der weiterführenden Literatur nachschlagen[28].

Beim Beklopfen der Punkte achten Sie bitte sehr genau darauf, an welchen Punkten es sich besonders gut anfühlt oder an welchen Sie das Gefühl haben, dass sich sehr viel Material, also Gedanken und Gefühle, aktivieren lassen. An den Punkten, die eines dieser beiden Kriterien erfüllen, sollten Sie dann längere Zeit klopfen (mehrere Minuten oder bis nichts mehr passiert oder bis es Ihnen langweilig wird). Ansonsten reicht es pro Punkt zwischen 5- und 20-mal zu klopfen und dann zum nächsten Punkt zu wechseln.

Es reicht übrigens aus, die Punkte in einem Umkreis von ca. 5 cm zu treffen.

Auf welcher Körperseite wir klopfen, ist im Grunde auch gleich. Sie können mit den Seiten experimentieren und hineinspüren, ob sich die eine oder andere Seite für Sie besser anfühlt, oder ob dort mehr passiert. Auch die Reihenfolge scheint erfahrungsgemäß keine bedeutende Rolle zu spielen, wenngleich viele Autoren und Anbieter meinen, man müsse eine bestimmte Reihenfolge einhalten. Ich habe mit den unterschiedlichsten Abfolgen gute Erfahrungen gemacht. Es empfiehlt sich jedoch, sich eine Reihenfolge anzueignen, damit man diese parat hat, wenn es drauf ankommt und man sie braucht. Hierfür bietet sich eine Reihenfolge an, die aus Sicht der Traditionell Chinesischen Medizin am meisten Sinn macht. Wir klopfen zuerst die Meridiane, die himmelwärts anfangen bzw. enden, das sind die Punkte an den Händen, da man sich in der TCM den Meridianverlauf mit zum Himmel ausgestreckten Armen vorstellt. Danach folgt der Kopf und zum Schluss der Rumpf.

Im Grunde haben aber immer Sie *mit* Ihrer Wahrnehmung *recht. Wenn Ihnen bestimmte Punkte und eine bestimmte Reihenfolge guttun, dann haben Sie recht, und Sie sollten auch genau diese Punkte in dieser Reihenfolge klopfen. Wenn Sie sich mehrfach beklopft haben, Ihr Körper und Ihr Gehirn das Klopfen also kennen, kann es sogar ausreichen, einfach nur an die Punkte zu denken, während Sie gleichzeitig an die unangenehmen zu entrümpelnden Themen denken.*

Nach dem aktiven Entrümpeln der negativen Emotionen, also dem Klopfen der 16 Punkte, sollte man Pausen in Form der Zwischenentspannungen einlegen, Pausen, in denen Sie sich entspannen und in denen andere Hirnareale bzgl. des aktuellen Themas aktiviert werden können. Hierfür bietet sich eben die Zwischenentspannung besonders gut an. Sollte sich Ihr Gerümpel nach einem Klopfdurchgang in Nichts aufgelöst haben, können Sie auch gleich eine Abschlussentspannung anschließen.

6. Zwischenentspannung

(sozusagen eine Verschnaufpause, auch zur Aktivierung unterschiedlichster neuronaler Areale). Der Integrationspunkt auf dem Handrücken wird dabei fortlaufend beklopft, während wir Augenbewegungen machen, summen, zählen und wieder summen.

Bei der Zwischenentspannung sollten Sie die ganze Zeit über den Integrationspunkt auf dem Handrücken beklopfen, dann:

→ *die Augen schließen,*

→ *die Augen öffnen,*

→ *nach unten rechts schauen,*

→ *nach unten links schauen,*

→ *die Augen 360 ° rechtsherum kreisen,*

→ *die Augen 360 ° linksherum kreisen,*

→ *ein paar Töne oder eine Melodie summen,*

→ *von 7 rückwärts zählen oder eine Rechenaufgabe rechnen*

→ *und wieder summen.*

Der Integrationspunkt und die unterschiedlichen neuronalen Aktivierungen helfen, das bislang Erreichte in verschiedene energetische Ebenen und in den Körper, das Gehirn, den Geist und die Seele zu integrieren.

Nach der Zwischenentspannung können Sie sich wieder fragen, wo der Stress auf Ihrer subjektiven Stressskala zwischen 0 und 10 liegt. Wenn er größer als 3 ist, können wieder alle 16 Punkte beklopft werden (**aktives Entrümpeln** wiederholen, wie in Punkt 5), während Sie an das konkrete Problem *denken* bzw. es *aussprechen*.

Zwischenentspannung

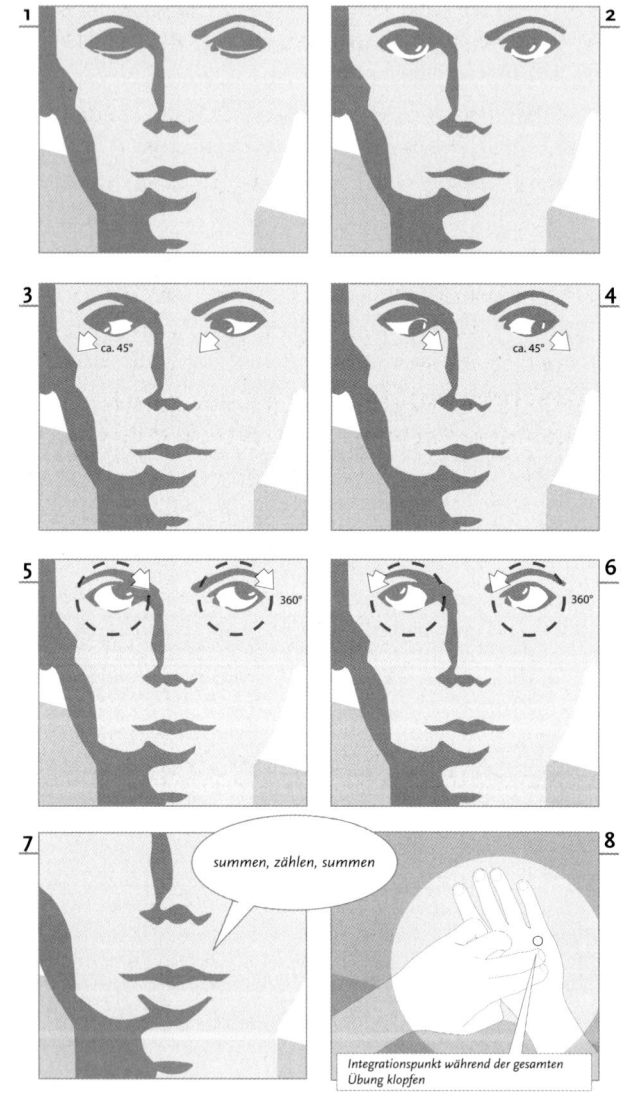

7. Aktives Entrümpeln

wiederholen (wie oben Punkt 5): An die negativen Dinge denken, sie sich intensiv vorstellen oder aussprechen (z. B.: meine Angst vor öffentlichen Auftritten ...) und zeitgleich die 16 Punkte nacheinander klopfen.

Sollte der Stress oder das Unbehagen nun noch über dem Wert 3 sein, so können Sie das **aktive Entrümpeln** folgendermaßen fortsetzen, um den Rest an Stress bzw. Unbehagen zu reduzieren, bis auf der Skala der Wert 3 erreicht ist:

→ *Zwischenentspannung (Punkt 6 der Entrümpelungsanleitung)*
→ *16 Punkte klopfen (Punkt 5 bzw. 7 der Entrümpelungsanleitung)*
→ *Zwischenentspannung (Punkt 6 der Entrümpelungsanleitung)*
→ *16 Punkte Klopfen (Punkt 5 bzw. 7 der Entrümpelungsanleitung)*
→ *usw., bis der Stress, das Unbehagen kleiner oder gleich 3 ist.*
Danach können Sie dann die Abschlussentspannung anwenden.

Abschlussübung

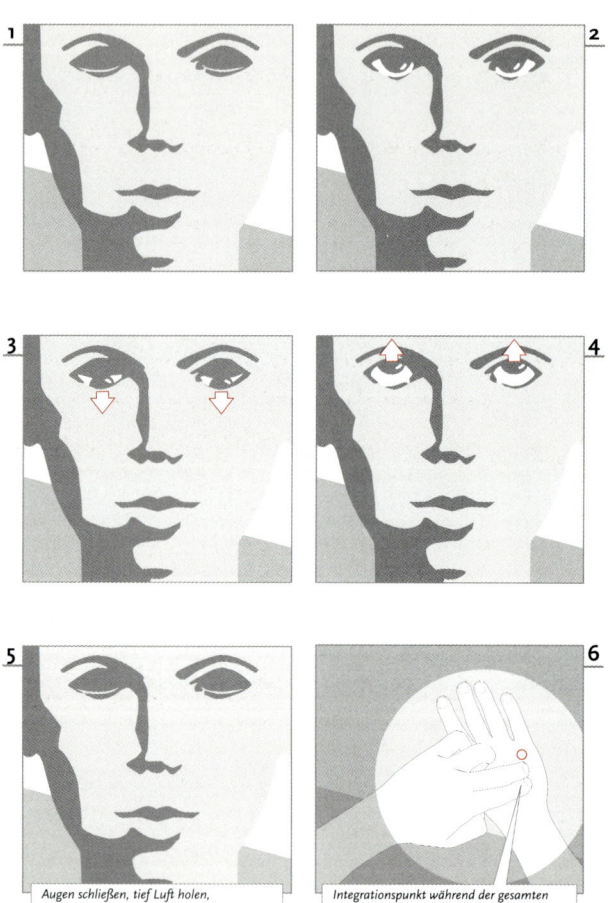

1
2
3
4
5

Augen schließen, tief Luft holen,
genussvoll ausatmen

6

Integrationspunkt während der gesamten
Übung klopfen

8. Abschlussentspannung

Wenn Ihr Stresspunkt also kleiner oder gleich 3 ist, klopfen Sie wie bei der Zwischenentspannung die ganze Zeit über den Handrückenpunkt (Integrationspunkt) und machen dabei Folgendes:

→ *die Augen schließen,*

→ *die Augen wieder öffnen,*

→ *mit den Augen in ca. fünf Sekunden vom Boden bis zur Decke schauen,*

→ *die eigenen Augenbrauen fixieren und so ca. fünf bis zehn Sekunden nach oben schauen,*

→ *dann die Augen wieder schließen (weiter den Integrationspunkt auf dem Handrücken klopfen),*

→ *tief Luft holen*

→ *und genussvoll ausatmen*

Nach dem Ausatmen, also ganz zum Schluss, bitte erst mit dem Klopfen des Integrationspunktes auf dem Handrücken aufhören.

Die Kurzform

Bitte schreiben Sie vorher die zu dem jeweiligen Gerümpel gehörigen negativen Gefühle und die einschränkenden Glaubenssätze, Selbstvorwürfe, Befürchtungen auf (also binokular auf das Thema schauen). Hierzu können Sie auch Tabelle 2 (S. 151) und Tabelle 3 (S. 153) nutzen.

1. **Sich auf das Gerümpel fokussieren, das Sie entrümpeln wollen.**
2. **Wie unangenehm fühlt es sich auf einer Skala zwischen 0 und 10 jetzt an? (ggf. auf Blatt notieren).** *Im weiteren Verlauf können Sie sich nach jedem Entrümpelungspunkt immer wieder fragen, wie hoch der subjektive Stress noch ist. Diese Stellen sind mit einem * gekennzeichnet.*
3. **Überkreuz- und Fingerberührübung** *
4. **Selbstakzeptanzübung:** *Auch wenn ich …, liebe und akzeptiere ich mich so, wie ich bin.* *
5. **Aktives Entrümpeln:** *An die negativen Dinge* **denken, sie sich** *intensiv vorstellen* **oder** *aussprechen* **(z. B.:** *meine Angst vor öffentlichen Auftritten …)* **und dabei die 16 Punkte klopfen.** *
6. **Zwischenentspannung:** *Der Integrationspunkt auf dem Handrücken wird dabei fortlaufend beklopft, während wir Augenbewegungen machen, summen, zählen und wieder summen.* *
7. **Aktives Entrümpeln:** *An die negativen Dinge* **denken, sie sich** *intensiv vorstellen* **oder** *aussprechen* **(z. B.:** *meine Angst vor öffentlichen Auftritten …)* **und dabei die 16 Punkte klopfen.** *
8. **Wenn der Stress kleiner oder gleich 3 ist, erfolgt die Abschlussentspannung. Ist der Stress noch über 3, können Sie abwechselnd das aktive Entrümpeln im Wechsel mit der Zwischenentspannung (ggf. mehrfach) wiederholen.**

Wenn Sie mehr Erfahrung mit den einzelnen Übungsschritten haben, können Sie dazu übergehen, einzelne Übungsteile isoliert für sich anzuwenden. Man könnte z. B. vor einem Auftritt oder einer Präsentation nur die Überkreuzübung machen, da sie aussieht wie eine Dehnübung und in der Öffentlichkeit nicht ganz so kulturfremd wirkt wie das eigentliche Beklopfen. Außerdem führen einige Übungen, wie z. B. die Selbstakzeptanzübung, zu einem generellen selbstwertsteigernden Umdenken.

Steigerung des Wohlgefühls

Meist verliert das Gerümpel durch den Entrümpelungsprozess seine negativen Energien, und die Themen fühlen sich schon gut an. Man könnte aber nach dem Entrümpeln, wenn sich das Thema noch nicht wirklich gut anfühlt, noch eine positive Veränderung der Sicht auf das jeweilige Thema durchführen. Hierfür sind zwei Übungen hilfreich, mit denen wir zum einen stärkende selbstbezügliche Werbeclaims, also energiespendende Selbstaussagen in Form einer Affirmation, aussprechen, und zum anderen können wir eine positiven Zielvision bezüglich des Themas verankern.

DAMIT ES SICH NOCH ETWAS BESSER ANFÜHLT
Um den Bereich im Gehirn, wo sich bislang das Gerümpel befand, mit positiven Dingen anzufüllen, könnten Sie sich einen für Sie stimmigen und attraktiven Satz ausdenken, der Ihnen Energie gibt. Er sollte die Anwesenheit von etwas Gewünschtem beinhalten und eine Ich-Aussage sein, z. B.:
«Ich glaube an mich.» Oder: *«Ich lasse es mir gutgehen.»*
Es kann sich noch besser anfühlen, wenn Sie dem Satz noch etwas voranstellen. Nämlich den Startschuss ab jetzt, also:
«Ab jetzt glaube ich an mich.» Oder: *«Ab jetzt lasse ich es mir gutgehen.»*
Zusätzlich könnten Sie auch eine aktive Entscheidung benennen und den Satz mit dem Zusatz entscheide ich mich formulieren. Also dann:
«Ab jetzt entscheide ich mich, an mich zu glauben.» Oder: *«Ab jetzt entscheide ich, es mir gutgehen zu lassen.»*

Diesen selbstbestärkenden Satz, also diesen positiven stärkenden Glaubenssatz, der wie ein Werbeclaim in eigener Angelegenheit ist, können

Aktivierungspunkte

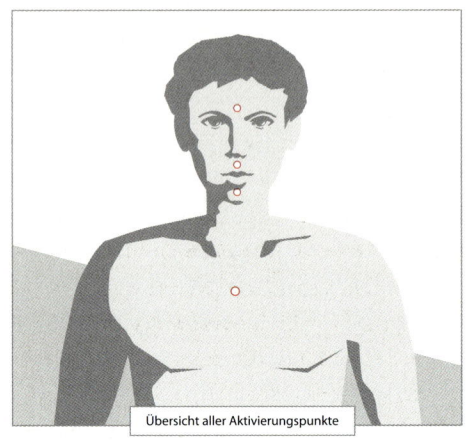

Übersicht aller Aktivierungspunkte

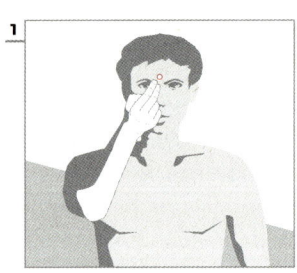

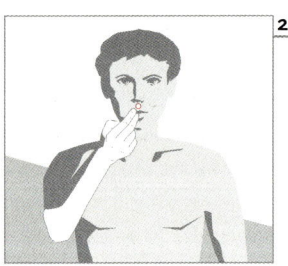

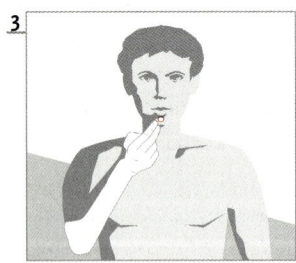

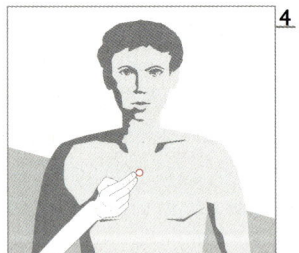

Sie auch laut aussprechen, während Sie die vier Aktivierungspunkte klopfen. Bitte achten Sie bei der Formulierung dieser positiven Sätze unbedingt darauf, dass sie sich für Sie wirklich stimmig anfühlen.

Die guten Werbeclaims in eigener Sache kann man auf unterschiedliche Weisen acht Wochen lang (!) zweimal täglich (!) in seinem Gehirn verankern:

- *Laut aussprechen,*
- *sich im Spiegel anschauen und dabei laut aussprechen,*
- *die vier Aktivierungspunkte klopfen und dabei laut aussprechen,*
- *anderen Menschen gegenüber (also vor Zeugen) laut aussprechen, entweder isoliert ganz bewusst oder die Sätze im Alltag einfach in einem Gespräch einfließen lassen,*
- *immer wieder aufschreiben,*
- *als Satzergänzung aufschreiben, z. B. «Was ich wirklich will, kann ich auch, weil … !» Dabei rufen Sie durch das «weil» quasi in sich hinein und bekommen von Ihrem Unbewussten positive Antworten, die die neuen guten Selbstwerbeclaims zementieren und unterstützen.*
- *aufschreiben und sichtbar aufhängen, z. B. als Bildschirmschoner*
- *auf andere Art und Weise die positiven selbstbezüglichen Werbeclaims aktivieren.*

DIE AKTIVIERUNGSPUNKTE

Die vier Aktivierungspunkte werden genutzt, um positive Affirmationen und selbstwertstärkende Glaubenssätze zu verankern. Sie liegen auf den beiden Hauptenergiebahnen des Menschen, die historisch auch als «Wundermeridiane» bezeichnet worden sind.

Der obere Punkt wird auch «Drittes Auge» genannt und ist zuständig für die Integration von Verstand und Gefühl. Dieser Punkt hebt den Durchblick auf eine neue Stufe.

Der Punkt unter der Nase soll das Alltagsbewusstsein stärken.

Der Punkt unter der Unterlippe ist dafür bekannt, dass er «vertrocknetes» Denken und stagnierende Gedanken wieder verflüssigt, sodass das Denken wieder klar werden kann.

Zielbildimagination

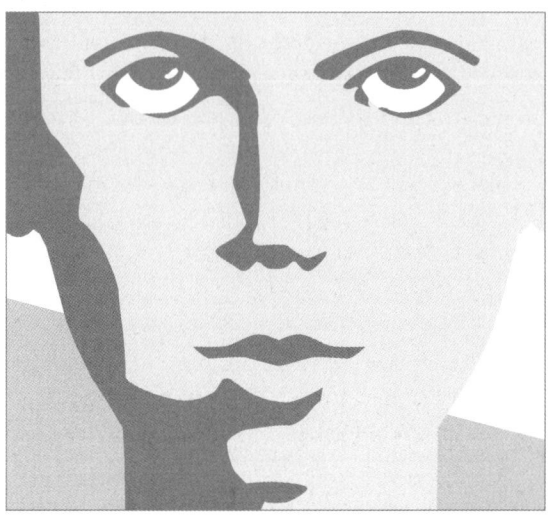

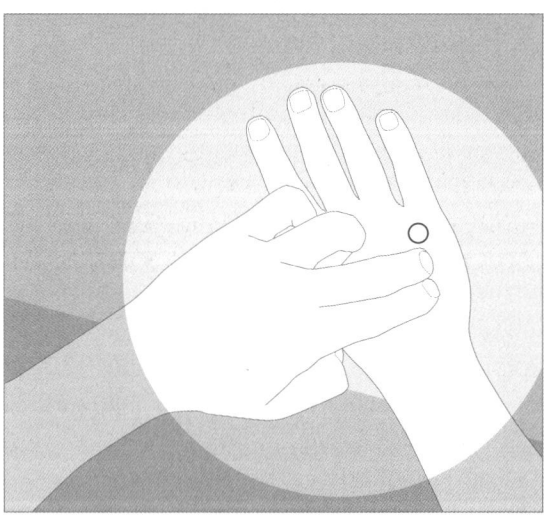

Der Punkt auf dem oberen Drittel des Brustbeins liegt direkt über der Thymusdrüse, einem Organ, dass laut Diamond eine Art Hauptpunkt oder Hauptschalter für das Energieniveau des Menschen ist[29]. Aus Sicht der Traditionell Chinesischen Medizin[30] ist es ein Punkt, an dem negative Glaubenssätze überwunden werden können und sich positive Glaubenssätze stärken lassen.

Integration des Zielbildes und Zielbildaktivierung

Danach können Sie sich das gewünschte Ziel oder wie Sie sich in der Zukunft bezüglich des von Ihnen entrümpelten Themas erleben möchten, visuell vorstellen, also imaginieren, während Sie mit den Augen ca. 45 Grad nach oben schauen und gleichzeitig den Integrationspunkt auf dem Handrücken klopfen (ca. 30 Sekunden bis zwei Minuten lang). Sie können sich z. B. im Falle einer entrümpelten Auftrittsangst nun vorstellen, wie Sie eine Rede halten und sich dabei so richtig wohl und kompetent fühlen.

INTEGRATIONSPUNKT

Der Handrückenpunkt ist ein Integrationspunkt, der verschiedene energetische Bereiche verbindet und der auch für kreative Gestaltung und optimale Zielvisionen in der Zukunft hilfreich ist[31]. Die energetischen Ebenen, die durch ihn angesprochen werden, unterstützen Körper, Geist und Seele darin, in einen Zustand harmonischen Gleichgewichts zu gelangen. Deshalb nutzen wir diesen Punkt, um die gewünschten Ziele zu imaginieren und sie für Körper, Geist und Seele lebendiger, energiegeladener und somit erreichbarer werden zu lassen.

Werbeclaims

Von den Werbepsychologen können wir sehr gut lernen, wie Sprache emotional wirksam genutzt werden kann und ihre Wirkung ganzkörperlich entfaltet. Lassen Sie einfach einmal folgende Werbeclaims auf sich wirken:

- *Weil ich es mir wert bin (L'Oréal)*
- *Wir machen den Weg frei (Volks- und Raiffeisenbanken)*

- *Nichts ist unmöglich (Toyota)*
- *Just do it (Nike)*
- *An meine Haut lasse ich nur Wasser und CD (CD)*
- *Nichts bewegt Sie wie ein Citroën (mit gehauchter Stimme gesprochen: Citroën)*
- *Aus Freude am Fahren (BMW)*
- *Ich will so bleiben wie ich bin (Du darfst)*
- *Bauknecht weiß, was Frauen wünschen (Bauknecht)*
- *Es kann nur einen geben (Highlander)*
- *Bei ARD und ZDF sitzen Sie in der ersten Reihe (ARD / ZDF)*
- *Powered by Emotions (Sat 1)*
- *...*

In diesen Werbeclaims steckt eine große Energie, die wir spüren können. Die Werbeclaims beschreiben meist starke Wortbilder, die, genauso wie in der Lyrik, eben meist starke Gefühle aktivieren. Bei den eigenen, also den selbstbezüglichen Werbeclaims sollte man darauf achten, dass sie für einen persönlich stimmen, sich gut anfühlen und Energie freisetzen. Alles andere sind Kopfgeburten, die keinerlei Wirkung haben.

Auffinden und Entsorgen von Kopf-Gerümpel – Die Technik

Der erste Schritt in der Kunst des Kopf-Entrümpelns liegt darin, das Gerümpel, das, wenn man nicht genau hinschaut, häufig gar nicht so leicht zu erkennen ist, ausfindig zu machen. Hierfür ist das Kapitel weiter vorne **Das Gerümpel im Kopf** (S. 31) gedacht. Wenn Sie gern mit Tabellen arbeiten, können Ihnen diese bei dem nun anstehenden wichtigen Entrümpelungsschritt behilflich sein.

Sie können Themen immer dann entrümpeln, wenn diese sich ungefragt zeigen und in den Vordergrund drängen, oder Sie nehmen sich täglich oder ein paarmal in der Woche oder im Monat vor, gezielt bestimmte Themen zu entrümpeln. Dies sollten Sie ganz nach Ihrem Geschmack machen und so, wie es für Sie am besten ist.

Die folgenden Tabellen, Kästen und Arbeitsblätter sollen Sie bei Ihrem Entrümpelungsprozess unterstützen.

→ *Tabelle 1*   Enthält ein Beispiel für die Analyse von Gerümpel (S. 149). In Tabelle 3 sehen Sie dann, wie – bezogen auf dieses Beispiel – die Selbstakzeptanzübung durchgeführt wird. (S. 153)

→ *Tabelle 2*   Ermöglicht eigene Gerümpel-Themen zu finden und einzutragen (S. 151) (z. B. auch aus dem Kapitel «Das Gerümpel im Kopf»).

→ *Tabelle 3*   Zeigt ein Beispiel für die Selbstakzeptanzübung, des sich aus Tabelle 1 ergebenden Gerümpels und soll behilflich sein, Ihre **eigenen individuellen Selbstakzeptanzsätze zu finden.** (S. 153)

→ *Kurzform «Entrümpelungsprozess»*   **Genauer Ablauf, wie negative Gefühle, Stress oder Unbehagen verabschiedet werden.** (S. 140)

→ *Kasten «Damit es sich noch etwas besser anfühlt»*   Dort wird dargestellt, wie man eine positive Selbstaffirmationen und ein positives Zielbild optimiert und energetisiert. (S. 141)

→ *Arbeitsblatt 1*   Zeigt, wie man **Selbstvorwürfe mittels der Selbstakzeptanzübung und des Sichverzeihens entrümpeln kann.** (S. 157)

→ *Arbeitsblatt 2*   Zeigt, wie man **Vorwürfe anderen gegenüber mittels der Selbstakzeptanzübung und ggf. des Verzeihens entrümpeln kann.** (S. 158)

→ *Arbeitsblatt 3*   Anwendung der Bagua-Provokationssätze und die sich daraus **für Sie ergebenden Selbstakzeptanzsätzen.** (S. 168)

→ *Tabelle 4*   Die **Testsätze zur Aufdeckung der das ganze Leben betreffenden Selbstsabotagemanöver** und die **dazugehörigen Entrümpelungs- also Selbstakzeptanzsätze.** (S. 172)

➜ *Tabelle 5*   Testsätze (linke Spalte) zur **Aufdeckung** von **individuellen Selbstsabotagemanövern, die ein *ganz bestimmtes Thema* betreffen**, sowie die dazugehörigen **individuellen Entrümpelungs- also Selbstakzeptanzsätze** (rechte Spalte). (S. 177)

➜ *Tabelle 6*   Beispiel für Selbstentwertungsmanöver und mögliche Selbstwertsteigerungsstrategien. (S. 185)

➜ *Tabelle 7*   **Eigene Selbstentwertungsmanöver und Formulierungshilfen für Selbstakzeptanzübung und Selbstwertsteigerungsstrategien.** (S. 188)

➜ *Tabelle 8*   **Individuelle Selbstwertsteigerungsstrategien** (S. 189)

Die Tabellen, Kästen und Arbeitsblätter können Sie sich auch kopieren, damit Sie anhand dieser Vorlagen mehrere Themen nacheinander entrümpeln können. Man sagt, dass wir so ca. 50 – 500 Entrümpelungsthemen im Laufe der Jahre angesammelt haben und auch so viele entrümpeln sollten, wenn wir wollen, dass es uns richtig und anhaltend gut geht. Natürlich profitieren Sie ab dem ersten Thema, das Sie entrümpeln.

Tabelle 1 *Beispiel für die Analyse von Gerümpel und der dazugehörigen Aspekte*

	Fragen, die das Thema bzw. die verschiedenen Aspekte eines Themas klarer werden lassen	Beispielsatz
1.	Bitte benennen Sie das energieraubende Gerümpelpaket.	Meine Angst vor öffentlichen Auftritten.
2.	Was ist das Schlimmste / Unangenehmste daran?	Angst zu versagen und dass alle denken, dass ich keine Ahnung habe.
3.	Was entsteht vor Ihrem inneren Auge, wenn Sie an das energieraubende Gerümpel denken?	Das Gesicht meines Chefs.
4.	Wie denken Sie über sich, dass Sie dieses energieraubende Gerümpel (immer noch) haben?	Ich bin ein Loser.
5.	Was glauben Sie, dass andere, Ihnen wichtige Leute über Sie denken, dass Sie dieses energieraubende Gerümpel haben?	Der hält nicht, was er verspricht, alles Fassade.
6.	Was glauben Sie hinsichtlich der Veränderbarkeit dieses konkreten energieraubenden Gerümpels?	Das dauert bestimmt Jahre, wenn es überhaupt verschwinden sollte.

7.	Glauben Sie, dass Sie es wert sind / dass Sie es verdient haben, dieses energieraubende Gerümpel zu entrümpeln?	Nein
8.	Machen Sie sich möglicherweise einen Vorwurf bzgl. dieses energieraubenden Gerümpels. Wenn ja, welchen?	Ja. Ich bin zu blöd.
9.	Wenn Sie das alles auf sich wirken lassen, welche unangenehmen / belastenden Gefühle kommen auf?	z. B.: Angst, Scham, Peinlichkeit, Ärger über mich selbst
10.	Wo im Körper spüren Sie etwas Unangenehmes?	Bauch
11.	Auf einer Energieräuber-Skala zwischen 0–10, wie hoch ist Ihr Energieraubfaktor bzgl. dieses konkreten emotionalen Gerümpels, wie unangenehm fühlt sich das **jetzt** an? 0 bedeutet egal und 10 bedeutet maximal unangenehm.	8

Tabelle 2   *Eigene Gerümpel-Themen und Gerümpel-Aspekte eintragen*

	Fragen, die das Thema bzw. die verschiedenen Aspekte eines Themas klarer werden lassen	Eigenes Thema, eigene Aspekte aufschreiben und in Tabelle 3 behandeln
1.	Bitte benennen Sie das energieraubende Gerümpelpaket	...
2.	Was ist das Schlimmste / Unangenehmste daran?	...
3.	Was entsteht vor Ihrem inneren Auge, wenn Sie an das energieraubende Gerümpel denken?	...
4.	Wie denken Sie über sich, dass Sie dieses energieraubende Gerümpel (immer noch) haben?	...
5.	Was glauben Sie, dass andere, Ihnen wichtige Leute über Sie denken, dass Sie dieses energieraubende Gerümpel haben?	...
6.	Was glauben Sie hinsichtlich der Veränderbarkeit dieses konkreten energieraubenden Gerümpels?	...

7.	Glauben Sie, dass Sie es wert sind / dass Sie es verdient haben, dieses energieraubende Gerümpel zu entrümpeln?	...
8.	Machen Sie sich möglicherweise einen Vorwurf bzgl. dieses energieraubenden Gerümpels. Wenn ja, welchen?	...
9.	Wenn Sie das alles auf sich wirken lassen, welche unangenehmen / belastenden Gefühle kommen auf?	...
10.	Wo im Körper spüren Sie etwas Unangenehmes?	...
11.	Auf einer Energieräuber-Skala zwischen 0 und 10, wie hoch ist Ihr Energieraubfaktor bzgl. dieses konkreten emotionalen Gerümpels, wie unangenehm fühlt sich das **jetzt** an? 0 bedeutet egal, und 10 bedeutet maximal unangenehm.	...

Bezogen auf das obige Beispiel können Sie nun die Themen und Aspekte aus der obigen Tabelle in die rechte Spalte der folgenden Tabelle eintragen und dann die **Selbstakzeptanzübung** je dreimal laut aussprechen und dabei den Selbstakzeptanzpunkt reiben:

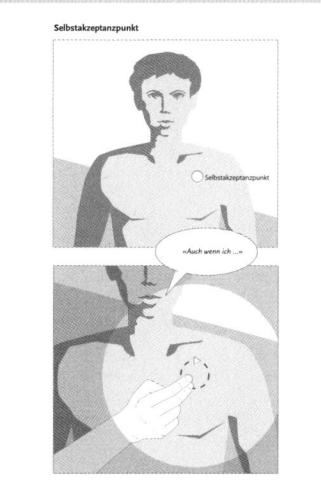

(Siehe Seite 126)

Tabelle 3 *Beispiele für Selbstakzeptanzübung aus dem Fallbeispiel der Tabelle 1 (linke Spalte) und Möglichkeit, die eigenen Selbstakzeptanzsätze aus Tabelle 2 zu formulieren (rechte Spalte)*

	Beispielsatz für Selbstakzeptanzübung *Auch wenn ich ...*	Eigene Satz für Selbstakzeptanzübung. Formulierung aus Tabelle 2 *Auch wenn ich ...*
1.	*... Angst vor öffentlichen Auftritten habe, ...*	

2.	...Angst habe zu versagen und alle denken, dass ich keine Ahnung habe, ...	
3.	...andauernd das Gesicht meines Chefs vor mir sehe, ...	
4.	...glaube, ein Loser zu sein, ...	
5.	...glaube, dass andere denken, dass ich nicht halte, was ich verspreche, und an mir alles Fassade ist, ...	
6.	...glaube, dass das bestimmt Jahre dauert, bis sich an meinem Problem etwas ändert, wenn es überhaupt weggehen sollte, ...	
7.	...glaube, dass ich es nicht verdient habe, meine Auftrittsangst zu überwinden, ...	
8.	...mir vorwerfe, diese Auftrittsängste zu haben, ...	
9.	...Angst, Scham, Peinlichkeit und Ärger auf mich selbst spüre, wenn ich an meine Auftrittsängste denke, ...	

10.	...all diese negativen Gefühle im Bauch spüre, ...	

... liebe und akzeptiere ich mich so, wie ich bin!

Negative Gefühle, die Ihnen beim Denken an Ihr Gerümpel kommen, können Sie nun wiederum mit dem Entrümpelungsprozess anhand der → *Entrümpelungsanleitung* verabschieden (S. 119, 140). Bitte denken Sie unbedingt auch daran, wie Sie Ihr Wohlbefinden sogar noch steigern können (S. 141).

Entsorgung misslungen?

Falls Ihr Entrümpelungsbemühen misslungen sein sollte, könnte ein Selbstvorwurf vorliegen.

Der Selbstvorwurf ist das beste Konservierungsmittel für negative Gefühle. Zumeist wirft man sich allerdings etwas vor, was man in dem Moment gar nicht anders konnte oder anders wollte. Auch Vorwürfe, die wir anderen machen, haben häufig eine massive selbstschwächende Wirkung. Machen wir nämlich anderen Vorwürfe, dass Sie uns z. B. ein Unrecht angetan haben, kann es sein, dass wir uns dadurch selbst wieder zum Opfer machen und uns somit schwächen. Die beste Entrümpelungstechnik bei Selbstvorwürfen ist zunächst wieder der Selbstakzeptanzsatz. Bei Selbstvorwürfen stellt sich also die Frage, ob wir nicht anders konnten oder nicht anders wollten. Egal, ob wir nicht anders konnten oder nicht anders wollten, es ist nun nach der Selbstakzeptanzübung noch sinnvoll, sich zu verzeihen. Dabei ist es hilfreich, den Zeigefingerpunkt zu klopfen.

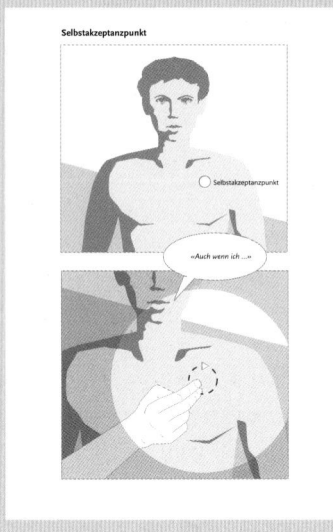

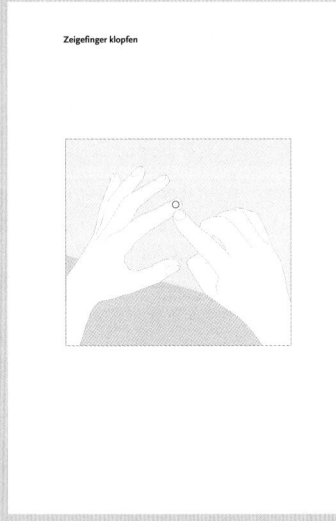

Zeigefinger klopfen, wenn Sie sich oder anderen verzeihen

Arbeitsblatt 1   *Selbstakzeptanz bei Selbstvorwürfen*

«Auch wenn ich mir (immer noch) vorwerfe ...., liebe und akzeptiere ich mich so, wie ich bin.»

Oder:

«Auch wenn ich mir (immer noch) den Vorwurf mache, ..., liebe und akzeptiere ich mich so, wie ich bin.»

Wenn man nicht anders konnte, **als so zu handeln, könnte man noch folgenden Satz dreimal laut aussprechen (dabei auf dem Selbstakzeptanzpunkt kreisend reiben oder den Zeigefinger klopfen):**

«Und jetzt verzeihe ich mir aus ganzem Herzen, da mir klar wird, dass ich nicht anders konnte!»

Wenn man nicht anders wollte, **als so gehandelt zu haben, könnte man noch folgenden Satz drei mal laut aussprechen:**

«Und jetzt verzeihe ich mir aus ganzem Herzen, da mir klar wird, dass ich nicht anders wollte!»

Denn auch der Wille hat ja bekanntlich seine Berechtigung.

Arbeitsblatt 2 *Selbstakzeptanz bei Vorwürfen anderen gegenüber*

Bei Vorwürfen anderen gegenüber sollte man auf alle Fälle folgenden Selbstakzeptanzsatz gemäß dem Beispiel drei mal laut aussprechen:

Beispiel: «Auch wenn ich Papa (oder Mama, Frau Geige, Herrn Lehrer etc.) (immer noch) vorwerfe, mich im Musikunterricht gequält zu haben, liebe und akzeptiere ich mich so, wie ich bin.»

Jetzt Ihr persönlicher Satz: «Auch wenn ich ... (immer noch) vorwerfe, ..., liebe und akzeptiere ich mich so, wie ich bin.»

Oder
«Auch wenn ich ... (immer noch) den Vorwurf mache, ..., liebe und akzeptiere ich mich so, wie ich bin.»

Der nächste Schritt ist etwas heikel. Der nun folgende Satz kann dann ausgesprochen werden, wenn derjenige, dem man noch einen Vorwurf macht, nicht anders als so handeln konnte. Tragen Sie den Namen der Person ein. Bitte spüren Sie genau hinein, ob die nun folgende Aussage für Sie so stimmig ist.

«Auch wenn ... nicht anders konnte, als mir dies anzutun, liebe und akzeptiere ich mich so, wie ich bin, und lasse die Verantwortung für dieses Verhalten, diese Verletzung bei ihm / ihr!»

Bitte bedenken Sie bei diesem Thema, dass wir selbst es sind, die leiden, wenn wir uns oder anderen einen Vorwurf machen.

Mir selbst hat immer folgende Idee geholfen, mich von Vorwürfen anderen gegenüber zu befreien:

«Während ich diesen Menschen einen Vorwurf mache, sitzen die entspannt auf irgendeiner Terrasse und lassen es sich gutgehen.»

Wir erreichen diejenigen, auf die wir wütend sind, ja mit unserem Groll und unseren Vorwürfen noch nicht einmal. Wofür sollte es dann gut sein? Im günstigen Fall ist Ärger ein handlungsmotivierendes Gefühl. Aber dann sollten Sie sich auch überlegen, in welche Handlung Ihr Ärger münden sollte (z. B. Meinung sagen, Kontakt abbrechen etc.).

Sollten Sie sich oder anderen weiterhin diese Vorwürfe machen wollen, darunter aber leiden, könnten Sie folgende Selbstakzeptanzübung machen, also inklusive Reiben des Selbstakzeptanzpunktes:

Bei Selbstvorwürfen: «Auch wenn ich lieber weiter leide, anstatt mir zu verzeihen, liebe und akzeptiere ich mich so, wie ich bin.»

Bei Vorwürfen anderen gegenüber: «Auch wenn ich lieber weiter leide, anstatt die Verantwortung voll und ganz bei ... zu lassen, liebe und akzeptiere ich mich so, wie ich bin.»

Feng Shui – Provokationstest und Wandlung ins Positive

Die philosophische Quelle des Feng Shui liegt im ältesten der klassischen chinesischen Texte, dem altchinesischen Buch der Wandlungen (Yíjīng oder I Ging). Die acht Trigramme (chin. bāguà = acht Orakelzeichen) sind zur Weissagung dienende Symbole, welche die Grundlage des Buches der Wandlungen bilden.

DAS I GING

Die Grundideen des I Ging sind im Grunde eine Ausgewogenheit der Gegenteile und ein Akzeptieren der Veränderung. Die Veränderungen der Welt gelten im I Ging als beeinflussbar und nicht nur als Schicksal. Veränderungen beinhalten somit immer auch Chancen und Möglichkeiten, aber auch Gefahren. Es geht nicht so sehr um ein den Veränderungen Hinterherlaufen noch um ein gegen die Veränderungen Ankämpfen. Ziel ist es vielmehr, dass sich die «Edlen» am Wandel orientieren und sich in ihm erhalten, dass sie überdauern in den wechselnden Konstellationen und im Wandel ihrer selbst. Immer sei das zu tun, was der Zeit am besten entspricht. Es gilt also, mit der Zeit zu gehen, auf seine Zeit zu warten, zu merken, wann der richtige Zeitpunkt für die jeweiligen Dinge und Veränderungen gekommen ist.

Es ist interessant, dass bereits im 2000 Jahre alten I Ging die Grundprinzipien der modernen Psychologie enthalten sind. In der «Ausgewogenheit der Gegenteile» liegen die Wurzeln für die Selbstakzeptanz, trotz vorhandener Probleme und Einschränkungen; man könnte auch sagen, die Anerkennung des eigenen Schattens. In dem Wissen um die Beeinflussbarkeit der Welt liegt die Quelle für das, was wir heutzutage Selbstwirksamkeit nennen. Jene Gewissheit und Erfahrung, dass wir selbst es sind, die Einfluss auf den Lauf der Dinge haben. Selbstwirksamkeit ist eine Kompetenz, die für Gesundheit, seelische Ausgeglichenheit, Glück und das Gelingen von Veränderungsprozessen von existenzieller

Wichtigkeit ist. Selbstwirksamkeit ist auch eine Wirkkomponente von Veränderungsprozessen wie z. B. Psychotherapie und anderen Lernprozessen. Selbstwirksamkeit ist letztlich jene Erfahrung, die wir machen, wenn wir uns mittels Energetischer Psychologie von emotionalem Gerümpel selbst befreien.

In der Aussage: «Immer ist das zu tun, was der Zeit am besten entspricht», liegt das tiefe Wissen, dass viele unserer problematischen Denk-, Fühl- und Verhaltensweisen zu anderen Zeiten durchaus sinnvoll gewesen sein können, sie jetzt aber nicht mehr stimmen bzw. nicht mehr passen. Manches Gerümpel hatte in der Vergangenheit durchaus seinen Wert für uns. Hieraus abgeleitet, ließe sich nun folgende Frage formulieren: «*Stimmt dieses Denken, dieses Fühlen und dieses Verhalten jetzt noch für mich oder nicht?*»

Auch der Aspekt der «Akzeptanz der Veränderung» ist wesentlich für unser Kopfgerümpel. Gerümpel anzusammeln heißt ja auch, nicht wahrzunehmen, dass diese Dinge jetzt nicht mehr nützlich sind bzw. sie ihren Wert für uns verloren haben, vielleicht sogar zu einem ganz eigenen Problem geworden sind. Auch hängen wir häufig in einem Problem fest, weil wir die Notwendigkeit zur Veränderung nicht wahrhaben wollen und mit alten, mittlerweile unbrauchbaren, ja schädlichen Strategien versuchen, die anstehenden Probleme zu lösen. Der amerikanische Kommunikationswissenschaftler Paul Watzlawik hat das einmal sehr schön ausgedrückt: «Wenn die Lösung zum Problem wird». Hiermit ist gemeint, dass wir manchmal mehr unter unseren suboptimalen Lösungsversuchen leiden als unter dem eigentlichen Problem.

Die acht Trigramme des I Ging

Die acht Trigramme des I Ging beschreiben acht wesentliche Lebensbereiche, aus denen bei deren Vorhandensein bzw. wenn wir mit den jeweiligen Bereichen zufrieden sind, viel Kraft und Glück erwachsen kann und die, sofern in ihnen ein Mangel vorherrscht oder wir mit ihnen unzufrieden sind, Energieräuber darstellen, die unserem individuellen Glück im Wege stehen. Das Zentrum des Bagua gehört nicht zu den acht Bereichen, sondern wird als Tai Chi, Yin und Yang, Gesundheit / Einheit oder Energie benannt. Ich gebe diesem Bereich den Namen *Ich in meiner Ganzheit.*

Es sind Bereiche und Aspekte aufgeführt, die unserem Leben Sinn geben, uns innerlich leiten und unser tägliches Leben ausmachen. Somit lässt sich das Bagua hervorragend nutzen, um quasi als Screeningtest zu dienen, als eine Art Röntgenreihenuntersuchung für Leib, Seele und Geist.

Feng-Shui-Bagua *(vereinfachtes Diagramm)*

1. Wohlstand 2. Vermögen 3. Reichtum	4. Ruhm 5. Ruf / Reputation	6. Beziehungen 7. Liebe 8. Heirat
9. Vorfahren 10. Familie 11. Gemeinschaft	23. Ich in meiner Ganzheit	12. Kreativität 13. Nachwuchs 14. Sinnvolle Projekte
15. Wissen 16. Weisheit 17. Weiterentwicklung	18. Karriere 19. Lebensweg 20. Mein ganz eigener Weg	21. Hilfreiche Freunde 22. Mitgefühl

Der Test

Eine Möglichkeit, das Feng-Shui-Bagua zu nutzen, liegt darin, zu den jeweiligen Bereichen eine Aussage laut auszusprechen, die den Bereich als stimmig oder erfüllt beschreibt. Dies ist quasi ein Provokationstest, ähnlich einer Allergietestung. Macht der ausgesprochene Satz ein gutes bzw. stimmiges Gefühl, können wir zunächst davon ausgehen, dass dieser Bereich für uns gut geklärt ist. Bekommen wir ein ungutes oder unstimmiges Gefühl, so kann dies als Hinweis gewertet werden, dass mit diesem Bereich für uns im Moment etwas nicht stimmt.

Bei der Testung der verschiedenen Bereiche fokussieren Sie sich auf eines der Felder und spüren Sie in sich hinein, was Ihnen Ihre somatischen Marker, Ihr Bauchgefühl für eine Information zukommen lassen.

Sollte dies nicht ausreichen, so formulieren Sie jeweils bei den neun verschiedenen Feldern (bzw. 23 Themen) einen oder mehrere der folgenden Provokationssätze. Sie können anhand der folgenden Provokationssätze testen, zu wie viel Prozent die Aussage für Sie stimmig ist. Die weitere Bearbeitung erfolgt dann in Arbeitsblatt 3 (S. 168).

WOHLSTAND, VERMÖGEN UND REICHTUM

- *Ich bin mit meinem Wohlstand, Vermögen und Reichtum voll und ganz zufrieden. (Stimmt zu ... %)*
- *Ich bekomme genügend Kraft und Energie aus dem Bereich Wohlstand, Vermögen und Reichtum. (Stimmt zu ... %)*
- *Ich lebe den Bereich Wohlstand, Vermögen und Reichtum voll und ganz so, wie ich das möchte. (Stimmt zu ... %)*

RUHM, RUF, REPUTATION

- *Ich bin mit meinem Ruhm, meinem Ruf, meiner Reputation voll und ganz zufrieden. (Stimmt zu ... %)*
- *Ich bekomme genügend Kraft und Energie aus dem Bereich Ruhm, Ruf, Reputation (Stimmt zu ... %)*
- *Ich lebe den Bereich Ruhm, Ruf, Reputation voll und ganz so, wie ich das möchte. (Stimmt zu ... %)*

BEZIEHUNG, LIEBE, HEIRAT

- *Ich bin mit meiner Beziehung, Liebe, dem Thema Heirat voll und ganz zufrieden. (Stimmt zu ... %)*
- *Ich bekomme genügend Kraft und Energie aus dem Bereich Beziehung, Liebe, Heirat (Stimmt zu ... %)*
- *Ich lebe den Bereich Beziehung, Liebe, Heirat voll und ganz so, wie ich das möchte. (Stimmt zu ... %)*

VORFAHREN, FAMILIE, GEMEINSCHAFT

- *Ich bin mit meinen Vorfahren, meiner Familie, dem Bereich Gemeinschaft voll und ganz zufrieden. (Stimmt zu ... %)*
- *Ich bekomme genügend Kraft und Energie aus dem Bereich Vorfahren, Familie, Gemeinschaft (Stimmt zu ... %)*
- *Ich lebe den Bereich Vorfahren, Familie, Gemeinschaft voll und ganz so, wie ich das möchte. (Stimmt zu ... %)*

KREATIVITÄT, NACHWUCHS, SINNVOLLE PROJEKTE

- *Ich bin mit meiner Kreativität, dem Thema Nachwuchs, sinnvollen Projekten voll und ganz zufrieden. (Stimmt zu ... %)*
- *Ich bekomme genügend Kraft und Energie aus dem Bereich Kreativität, Nachwuchs, sinnvolle Projekte (Stimmt zu ... %)*
- *Ich lebe den Bereich Kreativität, Nachwuchs, sinnvolle Projekte voll und ganz so, wie ich das möchte. (Stimmt zu ... %)*

WISSEN, WEISHEIT, WEITERENTWICKLUNG

- *Ich bin mit meinem Wissen, meiner Weisheit, meiner Weiterentwicklung voll und ganz zufrieden. (Stimmt zu ... %)*
- *Ich bekomme genügend Kraft und Energie aus dem Bereich Wissen, Weisheit, Weiterentwicklung (Stimmt zu ... %)*
- *Ich lebe den Bereich Wissen, Weisheit, Weiterentwicklung voll und ganz so, wie ich das möchte. (Stimmt zu ... %)*

KARRIERE, LEBENSWEG, MEIN GANZ EIGENER WEG

- *Ich bin mit meiner Karriere, meinem Lebensweg, meinem ganz eigenen Weg voll und ganz zufrieden. (Stimmt zu ... %)*
- *Ich bekomme genügend Kraft und Energie aus dem Bereich Karriere, Lebensweg, mein ganz eigener Weg (Stimmt zu ... %)*
- *Ich gestalte meine Karriere, meinen Lebensweg, meinen ganz eigenen Weg voll und ganz so, wie ich das möchte. (Stimmt zu ... %)*

HILFREICHE FREUNDE, MITGEFÜHL

- *Ich bin mit hilfreichen Freunden, dem Thema Mitgefühl voll und ganz zufrieden. (Stimmt zu ... %)*
- *Ich bekomme genügend Kraft und Energie aus dem Bereich hilfreiche Freunde und Mitgefühl (Stimmt zu ... %)*
- *Ich lebe den Bereich hilfreiche Freunde und Mitgefühl voll und ganz so, wie ich das möchte. (Stimmt zu ... %)*

ICH IN MEINER GANZHEIT

- *Ich bin mit mir in meiner Ganzheit voll und ganz zufrieden. (Stimmt zu ... %)*
- *Ich bekomme genügend Kraft und Energie aus dem Bereich Ich in meiner Ganzheit (Stimmt zu ... %)*
- *Ich lebe den Bereich Ich in meiner Ganzheit voll und ganz so, wie ich das möchte. (Stimmt zu ... %)*

Sie können natürlich auch jeweils eines der 23 Themen einzeln mit diesem Provokationstest aussprechen.

Wie stimmig fühlt sich der jeweilige Satz an? Wenn Sie zwischen 80 und 100 % liegen, dann könnten Sie sich im Grunde zufrieden geben (es sei denn, Sie wollen das noch toppen). Liegt die gefühlte Stimmigkeit der Sätze jedoch weit unter 80 %, vielleicht unter 50 % oder nur bei 20–30 % , vielleicht ja sogar nur unter 10 %, oder bekommen Sie geradezu Stressgefühle beim Aussprechen der Sätze, dann können Sie anhand der Selbstakzeptanzübung und anhand des emotionalen Entrümpelns diese Themen angehen, den Stress und die unangenehmen

Gefühle, die damit assoziiert sind, auflösen. Im nächsten Schritt können Sie dann positive Gefühle aktivieren, sodass Sie die in den acht (bzw. neun) Feldern liegenden Potenziale als Ziele und Aufgaben für Ihre nähere Zukunft wählen können.

HIER ZUNÄCHST DER ABLAUF DES TESTS:

1. *Bagua-Provokationssatz aussprechen, in dem Sie aussagen, dass Sie mit dem zu testenden Baguabereich voll und ganz zufrieden sind, bzw. Kraft und Energie aus ihm bekommen. Fühlt sich der Satz stimmig an, so ist alles in bester Ordnung. Fühlt sich der Satz unstimmig an:*

2. *Selbstakzeptanz, auch wenn das so ist.*

3. *Hineinspüren, was das für Gefühle aktiviert.*

4. *Selbstakzeptanz, auch wenn das diese negativen Gefühle macht.*

5. *Auf die negativen Gefühle fokussieren und auf einer Skala zwischen 0 und 10 einschätzen.*

6. *Während Sie an diese negativen Gefühle und dieses Thema denken, den Entrümpelungsprozess (siehe Kurzform S. 140) durchführen.*

7. *Gewünschte positive Gefühle aktivieren, die Sie in diesem Bereich gern hätten. Aussprechen einer positiven Absicht oder einer positiven Affirmation, also eines selbststärkenden und selbstbezüglichen Werbeclaims, während Sie die vier Aktivierungspunkte klopfen (S. 142). Dabei empfiehlt es sich den Satz mit «ab jetzt» anzufangen, muss man aber nicht. Z. B.: «Ab jetzt widme ich mich mehr meiner Familie.» Oder: «Ab jetzt nehme ich mir mehr Zeit für meine Kreativität.» Oder: «Ab jetzt nehme ich das Gute von meinen Vorfahren und lasse das Schwere und deren Leiden bei ihnen.»*

8. *Visualisierung des gewünschten Verhaltens, während Sie ca. 45 ° nach oben schauen und fortlaufend den Handrückenpunkt beklopfen S. 144.*

Es folgt hier zunächst ein Beispiel für die Anwendung. Direkt im Anschluss daran erfolgt in Arbeitsblatt 3 (S. 168) die Möglichkeit, die eigenen gefundenen Entwicklungsfelder zu bearbeiten.

Beispiel für Anwendung eines Bagua-Provokationssatzes und den daraus folgenden Selbstakzeptanzsätzen. Die Selbstbehandlung erfolgt danach in Arbeitsblatt 3.

1. **Provokationssatz: Ich bin mit meiner Beziehung, dem Bereich «Liebe» voll und ganz zufrieden.**

2. Wenn die gefühlte Stimmigkeit ungenügend ist oder Unbehagen, bzw. Stress aufkommt, dann würde man folgenden Selbstakzeptanzsatz dreimal laut aussprechen und dabei den sogenannten Selbstakzeptanzpunkt reiben:

   Auch wenn ich mit meiner Beziehung, mit meiner Liebe nicht voll und ganz zufrieden bin, liebe und akzeptiere ich mich so, wie ich bin! (dreimal laut aussprechen)

3. Jetzt kann man hineinspüren, welche Gefühle das bei Ihnen verursacht, und diese aufschreiben, z. B. Traurigkeit, Enttäuschung, Hoffnungslosigkeit.

4. Nun erfolgt noch einmal ein Selbstakzeptanzsatz, in dem man formuliert, dass man sich annimmt, auch wenn man diese Gefühle hat (dreimal aussprechen und Selbstakzeptanzpunkt reiben).

   Auch wenn mich das traurig, enttäuscht und hoffnungslos macht, liebe und akzeptiere ich mich so, wie ich bin!

5. Jetzt kann man sich auf dieses negative Gefühlspaket fokussieren und einschätzen, wie unangenehm sich das jetzt auf der Skala zwischen 0–10 anfühlt, z. B. 8.

6. Mit diesem negativen Gefühl kann man nun die → *Entrümpelungsanleitung* befolgen (Kurzform, S. 119, 140).

7. Anschließend kann man noch positive Gefühle und Affirmationen verankern (S. 141)

8. und das Zielbild visualisieren (S. 144).

Arbeitsblatt 3 Anwendung der Bagua-Provokationssätze von S. 163 und der daraus folgenden Selbstakzeptanzsätze

1. **Provokationssatz: Ich bin mit (dem Bereich) ... voll und ganz zufrieden. (Ergebnisse aus dem Provokationstest oben nutzen)**

2. Wenn der Satz sich stimmig anfühlt, können Sie bereits das nächste der neun Bagua-Themen als Provokationssatz aussprechen.

3. Wenn die gefühlte Stimmigkeit für Sie ungenügend ist oder Unbehagen bzw. Stress aufkommt, dann könnten Sie folgenden Selbstakzeptanzsatz dreimal laut aussprechen und dabei den sogenannten Selbstakzeptanzpunkt reiben (siehe S. 126).

4. *Auch wenn ich mit (dem Bereich) ... nicht voll und ganz zufrieden bin, liebe und akzeptiere ich mich so, wie ich bin! (dreimal laut aussprechen und dabei den Selbstakzeptanzpunkt kreisend reiben)*

5. Jetzt können Sie hineinspüren, welche **Gefühle** das bei Ihnen verursacht, und diese **aufschreiben**, z. B. ...

6. Nun könnten Sie noch einmal einen Selbstakzeptanzsatz formulieren, in dem Sie sich annehmen, auch wenn Sie diese Gefühle haben (wieder dreimal laut aussprechen und Selbstakzeptanzpunkt reiben).

7. *Auch wenn mich das ... macht, liebe und akzeptiere ich mich so, wie ich bin!*

8. Jetzt können Sie auf dieses negative Gefühlspaket fokussieren und einschätzen, wie unangenehm sich das jetzt auf der Unbehagen- / Stressskala zwischen 0 und 10 anfühlt, z. B. 8. (Ihre **aktuelle Einschätzung: ...**)

9. Mit diesem **negativen Gefühl** können Sie nun den **Entrümpelungsprozess** wie folgt durchführen: Entweder Sie machen zunächst die **Überkreuzübung** (siehe Abbildung S. 122),

10. oder Sie klopfen gleich alle **16 Punkte** und *denken* dabei an das Thema bzw. *sprechen es aus* (siehe Abbildung S. 130).

11. Nachdem Sie alle 16 Punkte geklopft haben, können Sie die zum Entrümpelungsprozess gehörige **Zwischenentspannung** durchführen (siehe Abbildung S. 136).

12. Mit dem ggf. jetzt noch vorhandenen negativen Gefühl können Sie nun noch einmal alle **16 Punkte klopfen** und dabei an das Thema *denken* (siehe Abbildung S. 130).

13. Wenn das Unbehagen bleibt, wiederholen Sie einfach mehrfach die Abfolge: 16 Punkte klopfen – Zwischenentspannung – 16 Punkte klopfen.

14. Ist das Unbehagen **kleiner oder gleich 3 auf der Skala**, dann können Sie die **Abschlussentspannung** durchführen (siehe Abbildung S. 138).

15. Nun können Sie sich bezüglich des betreffenden Bagua-Bereiches eine **positive Absicht** oder **stärkende Affirmation ausdenken** und diese **laut aussprechen**, während Sie die **vier Aktivierungspunkte klopfen** (siehe Abbildung S. 142). Z. B.: «*Ab jetzt widme ich mich mehr meiner Weiterentwicklung.*» Oder: «*Ab jetzt nehme ich mir mehr Zeit für meine Freunde.*» Oder: «*Ab jetzt nehme ich meine Karriere ernst und sorge dafür, dass ich erfolgreich bin.*»
Die positiven Affirmationen können ggf. wieder mit den Zusätzen «*ab jetzt*» oder «*entscheide ich mich*» formuliert werden, müssen sie aber nicht. Wichtig ist, dass die Sätze sich für Sie persönlich stimmig und stärkend anfühlen.
Z. B.:
Ich erlaube mir …!
Ab jetzt erlaube ich mir …!
Ich entscheide mich …!

16. Nun können Sie, wenn Sie mögen, das gewünschte **Zielbild visualisieren**, indem Sie 45° nach oben schauen und sich sehen, wie Sie das gewünschte Verhalten praktizieren (siehe Abbildung S. 144). Dabei fortlaufend den Integrationspunkt auf dem Handrücken klopfen. Ggf. die stärkende Affirmation, Ihren selbstbezüglichen Werbeclaim, laut aussprechen und an das Zielbild denken. Dies können Sie bis zu mehrere Minuten lang machen.

Selbstsabotagemuster finden

Häufig wollen wir etwas in unserem Leben ändern, aber irgendwie scheint sich *in* uns etwas dagegen zu wehren. Vor allem bei den Themen Abnehmen, Genussmittelkonsum und bei störenden Gewohnheiten verzweifeln wir oft schier. Diese innere Boykotthaltung begreifen wir hier als sogenanntes Selbstsabotagemuster. Die Selbstsabotage ist eine Störung der Selbstbeziehung, eine Art Selbstablehnung bzw. Selbstbekämpfung und kann viele Gründe haben.

Doch was machen wir nun, wenn wir merken, dass es in uns einen kleinen Selbstsaboteur gibt? Sie werden sich vielleicht ja schon gewundert haben. Sollen wir uns tatsächlich *mit* diesem Saboteur *lieben und akzeptieren*? Doch, unbedingt, bedingungslose Selbstannahme ist hier angesagt. Wie kann man sich das nun erklären? Viele Menschen sagen, dass sie sich ja eben gerade deshalb nicht akzeptieren könnten, da sie ja dieses Problem hätten.

Wenn wir uns mit unseren Problemen und Einschränkungen nicht annehmen, sondern ablehnen, dann lehnen wie einen Teil von uns ab. Da macht es dann keinen Sinn, dass es uns besser gehen soll. Denn wenn wir uns ablehnen, sagen wir damit ja indirekt aus, dass wir es nicht verdient haben, dass es uns gut geht. Wir machen uns nämlich latent einen Vorwurf, wenn wir Probleme haben und haben mit diesem Selbstvorwurf ein zweites, sekundäres Problem erschaffen. Da wir dieses zweite Problem selbst erschaffen haben, scheinen wir unter ihm noch mehr zu leiden als unter dem primären Problem, für das wir ja oft selbst nichts können. Diese zweiten, sekundären Probleme führen auch dazu, dass wir unsere negativen Gefühle häufig nicht überwinden können. Und gegen Selbstablehnung hilft nun einmal einzig und allein Selbstannahme. Deshalb formulieren wir bei dem Selbstakzeptanzritual auch immer wieder die Aussage: «*Auch wenn ich ..., liebe und akzeptiere ich mich so, wie ich bin*», während wir auf der linken Brustseite den Selbstakzeptanzpunkt im Uhrzeigersinn reiben.

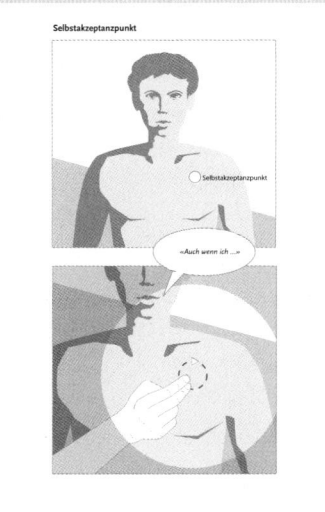

Test- und Entrümpelungssätze

Um sich selbst zu testen, ob die Ampeln innerlich alle auf Grün stehen, d. h., dass sich eine positive Veränderung etablieren kann und darf, könnten Sie folgende Testsätze laut aussprechen und nach jedem Satz in sich hineinhorchen, ob dieser Satz für Sie stimmig ist, Sie sich die Aussage glauben, sie sich stärkend anfühlt, oder ob er sich unstimmig anfühlt, Sie sich nicht glauben und der Satz Sie schwächt. Es geht nicht darum, was Ihr Kopf gerne möchte, sondern darum, wie Ihr Körper reagiert. Bei gefühlter Stimmigkeit der Testsätze von über 80 %, kann der Satz als o. k. betrachtet werden. Ist die subjektive Stimmigkeit unter 50 %, so sollten Sie die dazugehörigen Selbstakzeptanzsätze laut aussprechen. Wenn Sie unsicher sind oder wenn sich an Ihrem Entrümpelungsthema nichts ändern sollte, dann können Sie einfach alle Selbstakzeptanzsätze nacheinander je dreimal laut aussprechen. Auch wenn Sie den Unterschied am Anfang noch nicht so gut herausspüren sollten, empfehle ich Ihnen, dranzubleiben und zuversichtlich zu sein. Auch hier gilt: Übung macht den Meister.

Da das Problem ja häufig gerade darin liegt, dass wir auf selbstsabo-tierende und selbstschädigende Aussagen mit einer Stärkung reagieren, müssen wir bei der Anwendung der Selbsttestung mittels provokativer Testsätze auch genau auf den Inhalt des jeweiligen Satzes achten.

Der Satz z. B. *«Ich habe es nicht verdient, glücklich zu sein,»* sollte natür-lich mit einem Unstimmigkeits- oder Schwächungsgefühl vom Körper quittiert werden, während der Satz, *«Ich habe es verdient, glücklich zu sein,»* sich stärkend und stimmig anfühlen sollte.

Die mit * gekennzeichneten Testsätze (ab 15. Testsatz) in **Tabelle 4** sollten Sie also mit *Nein* beantworten können, bzw. sie sollten sich für Sie unstimmig anfühlen. Wenn sich diese Sätze für Sie stimmig anfüh-len sollten, was auf ein Selbstsabotagemanöver hinweisen würde, dann sollten Sie die dazugehörigen Selbstakzeptanzsätze laut aussprechen.

Tabelle 4 *Die Testsätze zur Aufdeckung der das ganze Leben betref-fenden Selbstsabotagemanöver und die dazugehörigen Entrümpelungs-also Selbstakzeptanzsätze*

	Testsatz aussprechen und hineinspüren, wie stimmig er sich anfühlt. Wenn < 80 %?	... % stimmig	Selbstakzeptanzsatz Zweiter Teil des Satzes wird immer mit ... *«liebe und akzeptiere ich mich so, wie ich bin!»* ergänzt
1.	*«Ich möchte ein glückliches Leben leben.»*		*«Auch wenn ein Teil von mir scheinbar (noch) kein glückliches Leben leben möchte, ...*

2.	«Ich werde ein glückliches Leben leben.»		«Auch wenn ich kein glückliches Leben leben sollte, ...
3.	«Ich habe es verdient, ein glückliches Leben zu leben.»		«Auch wenn ich es nicht verdient haben sollte, ein glückliches Leben zu leben, ...
4.	«Es ist mir erlaubt, ein glückliches Leben zu leben.»		«Auch wenn es mir nicht erlaubt sein sollte, ein glückliches Leben zu leben, ...
5.	«Ich erlaube mir, ein glückliches Leben zu leben.»		«Auch wenn ich mir nicht erlaube, ein glückliches Leben zu leben, ...
6.	«Es ist sicher für mich, wenn ich ein glückliches Leben lebe.»		«Auch wenn es unsicher für mich werden sollte, wenn ich ein glückliches Leben lebe, ...
7.	«Es ist sicher für andere, wenn ich ein glückliches Leben lebe.»		«Auch wenn es unsicher für andere werden sollte, wenn ich ein glückliches Leben lebe, ...
8.	«Ich habe die Möglichkeit, ein glückliches Leben zu leben.»		«Auch wenn ich nicht glaube, die Möglichkeit zu haben, ein glückliches Leben zu leben, ...

9.	«Ich tue alles, was nötig ist, um ein glückliches Leben zu leben.»		«Auch wenn ich nicht alles tue, was nötig ist, ein glückliches Leben zu leben, …
10.	«Es ist für mich jetzt an der Zeit, ein glückliches Leben zu leben.»		«Auch wenn es für mich noch nicht an der Zeit sein sollte, ein glückliches Leben zu leben, …
11.	«Ich habe alles, was ich brauche, um ein glückliches Leben zu leben.»		«Auch wenn mir noch etwas fehlen sollte, ein glückliches Leben zu leben, …
12.	«Es ist mir möglich, zeitnah ein glückliches Leben zu leben.»		«Auch wenn ich mir nicht vorstellen kann, dass ich zeitnah ein glückliches Leben leben kann, …
13.	«Ich werde es überleben, wenn ich ein glückliches Leben lebe.»		«Auch wenn ich Angst habe, es nicht zu überleben, wenn ich ein glückliches Leben lebe, …
14.	«Ich kann mir gut vorstellen, dass mir Selbstakzeptanz und emotionales Entrümpeln dabei behilflich sind, ein glückliches Leben zu leben.»		«Auch wenn ich mir nicht vorstellen kann, dass mir Selbstakzeptanz und emotionales Entrümpeln dabei behilflich sind, ein glückliches Leben zu leben, …

15.*	«Ich habe eine mir ureigene Blockade, um ein glückliches Leben zu leben.»	«Auch wenn ich eine mir ureigene Blockade haben sollte, ein glückliches Leben zu leben, ...
16.*	«Ich werde einen wesentlichen Anteil meiner Persönlichkeit verlieren, wenn ich ein glückliches Leben lebe.»	«Auch wenn ich Angst habe, einen wesentlichen Anteil meiner Persönlichkeit zu verlieren, wenn ich ein glückliches Leben lebe, ...
17.*	«Mir wird etwas Wesentliches fehlen, wenn ich ein glückliches Leben lebe.»	«Auch wenn mir etwas Wesentliches fehlen sollte, wenn ich ein glückliches Leben lebe, ...
18.*	«Ich werde meine Identität verlieren, wenn ich ein glückliches Leben lebe.»	«Auch wenn ich Angst habe, meine Identität zu verlieren, wenn ich ein glückliches Leben lebe, ...
19.*	«Meine Loyalität mit anderen, die auch kein glückliches Leben leben können oder konnten, hindert mich daran, ein glückliches Leben zu leben.»	«Auch wenn meine Loyalität mit anderen, die auch kein glückliches Leben leben können oder konnten, mich daran hindert, ein glückliches Leben zu leben, ...
20.*	«Ich sabotiere es unbewusst, ein glückliches Leben zu leben.»	«Auch wenn ich es unbewusst sabotieren sollte, ein glückliches Leben zu leben, ...

21.*	«Ich habe Angst, ein glückliches Leben zu leben.»		«Auch wenn ich Angst haben sollte, ein glückliches Leben zu leben, ...
22.*	«Ich bin unglaubwürdig, wenn ich nun plötzlich ein glückliches Leben lebe.»		«Auch wenn ich oder andere denken könnten, dass ich unglaubwürdig bin, wenn ich plötzlich ein glückliches Leben lebe, ...
23.*	«Es ist in den tiefsten Tiefen meiner Seele / meiner Persönlichkeit verankert, dass ich kein glückliches Leben leben kann.»		«Auch wenn ich glaube, dass es in den tiefsten Tiefen meiner Seele / meiner Persönlichkeit verankert ist, dass ich kein glückliches Leben leben kann, ...

In Tabelle 5 folgen nun die

- **Testsätze** (linke Spalte) zur Aufdeckung von **Selbstsabotagemanövern, die *ein ganz bestimmtes Thema* betreffen** (z. B. «*meine Angst vor Kritik und Zurückweisung*»),
- sowie die dazugehörigen **Entrümpelungs-, also Selbstakzeptanzsätze** (rechte Spalte).

Hier können Sie nun anhand Ihres gefundenen Gerümpels testen, ob Sie eine innere Entrümpelungsblockade haben oder nicht. Wenn nicht, reicht meist das einfache Klopfen aus, um das Thema zu entrümpeln (siehe Entrümpelungsanleitung). Wenn Sie eine Entrümpelungsblockade in Form eines Selbstsabotagemanövers, eines einschränkenden Glaubenssatzes oder eines Selbstvorwurfs haben, sollten Sie diese kognitiven Blockaden mittels Tabelle 5 entrümpeln.

Bitte nennen Sie Ihr Gerümpel an der Stelle im Testsatz, wo die Lücke gelassen ist.
Der Testsatz lautet dann z. B.:
«Ich möchte meine Angst vor Kritik und Zurückweisung überwinden.»
Wenn dieser Testsatz für Sie eine gefühlte Stimmigkeit von unter 50 % (oder auch unter 80 %) hat, dann sollten Sie den dazugehörigen Selbstakzeptanzsatz dreimal laut aussprechen und dabei den Selbstakzeptanzpunkt kreisend reiben.
Der Selbstakzeptanzsatz lautet dann:
«Auch wenn ich noch Angst vor Kritik und Zurückweisung habe, liebe und akzeptiere ich mich so, wie ich bin.»

Bei den mit * gekennzeichneten Testsätzen (ab 15.) verhält es sich genau umgekehrt, Sie sollten sie mit Nein beantworten können. Wenn sich diese Testsätze für Sie jedoch stimmig anfühlen sollten, dann können Sie die dazugehörigen Selbstakzeptanzsätze laut aussprechen.

Tabelle 5   Testsätze (linke Spalte) zur Aufdeckung von Selbstsabotagemanövern, die ein bestimmtes Thema betreffen, sowie die dazugehörigen Entrümpelungs-, also Selbstakzeptanzsätze (rechte Spalte).

	Testsatz zur Aufdeckung von Selbstsabotagemanövern, die ein ganz bestimmtes Thema betreffen	... % stimmig	Selbstakzeptanzsatz Zweiter Teil des Satzes wird immer mit «... ich liebe und akzeptiere mich so, wie ich bin!» ergänzt
1.	«Ich möchte ... überwinden.»		«Auch wenn ein Teil von mir ... eventuell nicht überwinden möchte, ...

2.	«Ich werde ... überwinden.»		«Auch wenn ich ... behalten sollte, ...
3.	«Ich habe es verdient, ... zu überwinden.»		«Auch wenn ich es nicht verdient haben sollte, ... zu überwinden, ...
4.	«Es ist mir erlaubt, ... zu überwinden.»		«Auch wenn es mir nicht erlaubt sein sollte, ... zu überwinden, ...
5.	«Ich erlaube mir, ... zu überwinden.»		«Auch wenn ich es mir nicht erlaube, ... zu überwinden, ...
6.	«Es ist sicher für mich, wenn ich ... überwinde.»		«Auch wenn es unsicher für mich werden sollte, wenn ich ... überwinde, ...
7.	«Es ist sicher für andere, wenn ich ... überwinde.»		«Auch wenn es unsicher für andere werden sollte, wenn ich ... überwinde, ...
8.	«Ich habe die Möglichkeit, ... zu überwinden.»		«Auch wenn ich nicht glaube, die Möglichkeit zu haben, ... zu überwinden, ...
9.	«Ich tue alles, was nötig ist, um ... zu überwinden.»		«Auch wenn ich nicht alles tue, was nötig ist, um ... zu überwinden, ...
10.	«Es ist für mich jetzt an der Zeit, ... zu überwinden.»		«Auch wenn es für mich noch nicht an der Zeit sein sollte, ... zu überwinden, ...

11.	«Ich habe alles, was ich brauche, um … zu überwinden.»		«Auch wenn mir noch etwas fehlen sollte, um … zu überwinden, …
12.	«Es ist mir möglich, in relativ kurzer Zeit … zu überwinden.»		«Auch wenn ich mir nicht vorstellen kann, dass ich in relativ kurzer Zeit … überwinden kann, …
13.	«Ich kann mir gut vorstellen, dass mir Selbstakzeptanz und emotionales Entrümpeln dabei behilflich sind, … zu überwinden.»		«Auch wenn ich mir nicht vorstellen kann, dass mir Selbstakzeptanz und emotionales Entrümpeln dabei behilflich sind, … zu überwinden, …
14.	«Ich werde es überleben, … zu überwinden.»		«Auch wenn ich Angst habe, es nicht zu überleben, wenn ich … überwinde, …
15.*	«Ich habe eine mir ureigene Blockade, die mich davon abhält, … zu überwinden.»		«Auch wenn ich eine mir ureigene Blockade haben sollte, … zu überwinden, …
16.*	«Ich werde einen wesentlichen Anteil meiner Persönlichkeit verlieren, wenn ich … überwinde.»		«Auch wenn ich Angst habe, einen wesentlichen Anteil meiner Persönlichkeit zu verlieren, wenn ich … überwinde, …
17.*	«Mir wird etwas Wesentliches fehlen, wenn ich … überwinde.»		«Auch wenn mir etwas Wesentliches fehlen sollte, wenn … überwinde, …

18.*	«Ich werde meine Identität verlieren, wenn ich ... überwinde.»		«Auch wenn ich Angst habe, meine Identität zu verlieren, wenn ich ein ... überwinde, ...
19.*	«Meine Loyalität mit anderen, die unter etwas Ähnlichem litten, hindert mich daran, ... zu überwinden.»		«Auch wenn meine Loyalität mit anderen, die unter etwas Ähnlichem litten, mich daran hindert, ... zu überwinden, ...
20.*	«Ich sabotiere es unbewusst, ... zu überwinden.»		«Auch wenn ich es unbewusst sabotieren sollte, ... zu überwinden, ...
21.*	«Ich habe Angst, ... zu überwinden.»		«Auch wenn ich Angst haben sollte, ... zu überwinden, ...
22.*	«Ich bin unglaubwürdig, wenn ich nun plötzlich ... überwinde.»		«Auch wenn ich oder andere denken könnten, dass ich unglaubwürdig bin, wenn ich ... überwinde, ...
23.*	«Es ist in den tiefsten Tiefen meiner Seele / meiner Persönlichkeit verankert, dass ich ... nicht überwinden kann.»		«Auch wenn ich glaube, dass es in den tiefsten Tiefen meiner Seele / meiner Persönlichkeit verankert ist, dass ich ... nicht überwinden kann, ...

Checkliste möglicher Energieräuber

Wenn Sie den Bagua-Provokationstest und das Gerümpelkapitel durchgearbeitet haben, dann haben Sie vermutlich schon eine ganze Menge entrümpelt. Anhand der abgebildeten Mind-Map können Sie einige der wesentlichen Bereiche Ihres Lebens daraufhin abfragen, ob Sie in diesem Bereich vielleicht doch noch Gerümpel bzw. Energieräuber beherbergt haben oder ob Sie mit diesen Bereichen zufrieden sind.

Sollten Sie fündig geworden sein, dann können Sie die gefundenen Energieräuber bzw. das gefundene Gerümpel z. B. mit einem Textmarker markieren und dann in der Entrümpelungsanleitung liebevoll verabschieden. Die dann entrümpelten Themen können Sie mit einem kleinen Häkchen versehen, so können Sie sehen, was Sie schon alles entrümpelt haben. Sollten sich einige Themen einer Entrümpelung widersetzen, so erkennen Sie diese daran, dass sie noch kein Häkchen aufweisen. So wissen Sie genau, welche Themen noch ihrer Entrümpelung harren.

Einzug der Selbstwertlieferanten

Die hohe Kunst der Selbstwertsteigerung liegt darin, dass wir die uns schwächenden und selbstsabotierenden Denkmuster erkennen, wir mittels Selbstakzeptanz zu uns stehen und wir dann alternative, positive Denkmuster etablieren. Manche Menschen sagen, dass das ja dann ein eingebildetes Selbstwertgefühl sei bzw. die Grundlagen für dieses Selbstwertgefühl eingebildet seien. Stimmt genau. Das liegt allerdings daran, dass die gesamte Realität für unser Gehirn im Grunde eine Einbildung ist. Vor allem ist sie eine hausgemachte Einbildung. Die Hirnforschung geht davon aus, dass bei einer Wahrnehmung, die uns real und wirklich erscheint, ca. 98 % der neuronalen Informationen aus unserem Gehirn selbst kommen. Nur ca. 2 % der Information kommen von außen, z. B. in Form einer Sinneswahrnehmung unserer Sinnesorgane.

Mein Restgerümpel/
Meine persönlichen Energieräuber

Trauer/ Verlust

- *Tod von ...*
- *Trennung von ...*
- *Verlust von Idealen*

Partnerschaft/Liebe

- *Vergangenheit/ Gegenwart/Zukunft*
- *Schmerzliche Erlebnisse/Enttäu-*
  schungen
- *Ansprüche*
- *Zufriedenheit*
- *Thema Heiraten*
- *Erfüllung*
     Partnerschaft
     Sexualität
     Fremdgeh-Gedanken
- *Treue*

Beruf

- *Entwicklung*
- *Einkommen*
- *Fähigkeiten/Anforderungen*
- *Herausforderungen/Potenziale*
- *Arbeitszufriedenheit*
- *Hemmnisse*

Freunde

- *«Richtige» Freunde*
- *Wer passt nicht (mehr) zu mir?*
- *Treffe ich Freunde oft genug?*

Privatleben

- *Erfüllung*
- *Hobbys*
- *Kulturelle Aktivitäten*
  Kino/Theater/Konzert/
  Literatur etc.

Beziehung zu mir

- *Genug Zeit für mich?*
- *Entwicklung meiner Persönlichkeit*
- *Neugierig auf die Zukunft?*

Beziehung zu anderen

- *Männer/Frauen*
- *Kolleginnen/Kollegen*
- *Eltern*
- *Geschwister*
- *Kinder/Enkel*
- *Partner*
- *Freunde*

Vermeidungen

- *Was vermeide ich oder*
  schiebe ich vor mir her?

Negative Verhaltensweisen

- *Welche sind das?*

Familienplanung

- Der richtige Partner
- Kinderwunsch erfüllt?
     Wenn nicht, warum nicht?
     Wege finden
- Mit eigenen Kindern zufrieden?
- Genug Zeit für die Familie?
- Gebe ich das Richtige weiter?

Soziales/politische Engagement

- Will ich das?
- Mache ich das Richtige?

Ängste vor

- anderen Menschen und deren Erwartungen
- Erfolg
- Misserfolg
- Situationen, z. B. Auftritte
- Krankheiten
- Tieren
- Zukunft
- zu viel Nähe
- der Angst

Traumata/Verletzungen

- Körperliche Beschädigungen
- Unfälle
- Missbrauch
- Schmerzliche Erlebnisse
- Beziehungsverletzungen
- Was «in den Knochen steckt»

Eltern

- Negative Erlebnisse
- Deren Ansprüche an mich
- Meine Erwartungen an sie

Mein Körper

- Gewicht/Figur
- Aussehen
- Sport/Bewegung
- Ernährung
- Drogen und Genussmittel
- Gesundheit

Süchte/Abhängigkeiten

- Alkohol
- Nikotin
- Medikamente
- Essen
- Sex
- Andere Menschen
- Spielen

Scham- und Schuldthemen

- Verfehlungen
- Schuldgefühle/reale Schuld
- Peinliche Situationen

Religiosität/Spritualität

Ärger und Wut

- Worüber, worauf?

Was fehlt im Leben?

Wir *erkennen* also nur das, was wir *kennen*. Wir sehen nur das, was wir vermuten. Wir glauben nur das, was wir zu wissen glauben oder schon immer glaubten. Somit können wir gar nicht anders, als uns irgendein Selbstwertgefühl einzubilden. Wir bilden es in uns hinein, ja erschaffen es, durch die Art und Weise, wie wir über uns denken, wie wir fühlen und wie wir handeln. Dies kann man auch als unbewusste oder ungewollte Strategie beschreiben. Strategie deshalb, da unsere Manöver wirksam sind, wenn auch in die falsche Richtung. Denken, Fühlen und Handeln kann man erfreulicherweise verändern. Somit haben wir die Chance, unser Selbstwertgefühl zu beeinflussen. Verantwortlich dafür sind wir allein.

In Tabelle 6 finden Sie Beispiele für selbstwertreduzierende Strategien, die dazu passenden Selbstakzeptanzübungen und Anregungen zu passenden selbstwertsteigernden selbstbezüglichen Werbeclaims.

Anhand der dann folgenden Tabelle 7 können Sie zunächst Ihre eigenen **Selbstwerträuber links eintragen**. Danach sollten Sie, bezogen auf Ihre Selbstwerträuber, die **Selbstakzeptanzübung machen**: «*Auch wenn ich ..., liebe und akzeptiere ich mich so, wie ich bin*». (Siehe Abbildung S. 126)

Im Anschluss daran können Sie dann, bezogen auf den jeweiligen Aspekt, eine für Sie stimmige, wahre und Sie **stärkende selbstwertaktivierende Affirmation suchen** und durch wiederum **lautes Aussprechen** im Gehirn neuronal verankern.

Sie können dabei auch die vier Aktivierungspunkte klopfen. *(Siehe Abbildung S. 142)*

Wenn Sie von Ihrem *Produkt*, also sich selbst, nicht überzeugt sind, dann werden Sie auch nicht überzeugen. Dann ist es wichtig, zunächst *sich selbst* mittels dieser selbstwertsteigernden, selbstbezüglichen Werbeclaims zu überzeugen. Hier ist nicht überreden gemeint, sondern wirklich *überzeugen*.

Die nun folgende *Tabelle 6* soll Ihnen eine Idee davon geben, wie man Selbstwerträuber in Selbstwertspender verwandelt. In der danach folgenden *Tabelle 7* können Sie dann auf die Suche nach eigenen selbstwertreduzierenden Strategien gehen, diese dann entrümpeln (durch Selbstakzeptanz) und dann selbstwertsteigernde Strategien, also Werbeclaims in eigener Sache, entwickeln und wie unten beschrieben aktivieren und verankern.

Tabelle 6   *Beispiele für Selbstentwertungsmanöver und mögliche Selbstwertsteigerungsstrategien*

	Beispiele für selbstwertreduzierende Strategien.	Beispiele für Selbstakzeptanzübung: «Auch wenn ich …	Beispiele für selbstwertsteigernden Werbeclaim bzw. Strategie.
1.	Ich bin langweilig!	langweilig bin, … *	Auch ich bin interessant! Ich habe 'ne Menge zu erzählen! …
2.	Ich habe nichts aus meinem Leben gemacht!	der Meinung bin, nichts aus meinem Leben gemacht zu haben, … *	Ich bin stolz auf das, was ich erreicht habe! Auch wenn ich nix Großes leiste, bin ich liebenswert! …
3.	Ich hätte alles noch viel besser machen müssen!	meine, die Dinge noch viel besser hätte machen müssen, … *	Ab jetzt stehe ich dazu, wie ich die Dinge gemacht habe! 80% reichen massig aus! …

4.	Ich ertrage es nicht, Fehler zu machen!	es nicht ertrage, Fehler zu machen, ...*	Ich habe ein verdammtes Anrecht auf meine eigenen Fehler! Wer lebt, macht Fehler! ...
5.	Angst, dass andere einen blöd finden und ablehnen!	Angst habe, dass andere mich blöd finden und ablehnen, ...*	Man darf mich und das, was ich mache, auch blöd finden! Ich finde mich gut so, wie ich bin! ...
6.	Angst, die Erwartungen anderer nicht zu erfüllen!	Angst habe, die Erwartungen anderer nicht zu erfüllen, ...*	Ab jetzt tue ich nur noch, was ich will und was mir guttut! Jeder sollte seine eigenen Erwartungen erfüllen! ...
7.	Sich klein und hilflos fühlen!	mich klein und hilflos fühle und immer wieder innerlich schrumpfe, ...*	Jetzt stehe ich zu meiner wahren Größe. Ich bin eine gestandene und erfahrene Frau! ...
8.	Andere wissen und können viel mehr als ich!	glaube, dass andere viel mehr wissen und können als ich, ...*	Das, was ich weiß und kann, reicht für das, was ich vorhabe, voll und ganz aus! Ich weiß genug! ...

9.	*Ich bin hässlich!*	*mich hässlich finde, ...**	*Ich habe eine ganz eigene Attraktivität, und zu der stehe ich ab jetzt!* *Ich mag mich!* *...*
10.	*Ich schaffe das nicht!*	*glaube, das nicht zu schaffen, ...**	*Ab jetzt glaube ich an mich!* *Ich schaffe das auf meine Art!* *...*

*... liebe und akzeptiere ich mich so, wie ich bin!

Tabelle 7 Eigene Selbstentwertungsmanöver, Selbstakzeptanzübung und Selbstwertsteigerungsstrategien

	Eigene selbstwertreduzierende Strategien: Was denken Sie? Was fühlen Sie? Wie verhalten Sie sich?	Selbstakzeptanzübung «Auch wenn ich ...»	Selbstwertsteigernde Werbeclaims bzw. Strategie. *Anregung dazu in Tabelle 6. Diese für Sie guten Sätze können Sie dann auch in Tabelle 8 eintragen und als Rezept immer bei sich haben.*
To do	*Notieren Sie, was Ihnen einfällt. 1–10 Ihrer ungewollten / unbewussten Entwertungsstrategien*	*Selbstakzeptanz, trotz dieser vorhandenen Selbstentwertungsstrategien*	*Entwickeln Sie individuelle, wahre, stimmige und stärkende Werbeclaims für sich. Aktivieren Sie diese wie unten beschrieben.*
1.		*	
2.		*	

*... liebe und akzeptiere ich mich so, wie ich bin!

Die folgende *Tabelle 8* können Sie nutzen, um Ihre positiven Selbstwertsteigerungsstrategien zu notieren, und als Erinnerungsstütze für den täglichen Gebrauch immer dabeihaben (Anregungen in *Tabelle 6*, rechte Spalte).

Tabelle 8   *Individuelle Selbstwertsteigerungsstrategien*

	Selbstwertsteigernder Werbeclaim bzw. Strategie
To do	*Entwickeln Sie individuelle, wahre, stimmige und stärkende Werbeclaims für sich. Aktivieren Sie diese zweimal täglich über 8 Wochen wie beschrieben.*
1.	
2.	
3.	
4. usw.	

Sollte es Gerümpel geben, das besonders hartnäckig ist und sich auch nach intensivstem Bemühen aus Ihrem Kopf nicht oder nur unzureichend entrümpeln lässt, dann sollten Sie es sich gönnen, einen professionellen Entrümpelungsexperten hinzuzuziehen.

Ich wünsche Ihnen viel Spaß, Lust und Erfüllung, wenn Sie dann Ihren Kopf mit für Sie energiespendenden, erfüllenden, beglückenden, lustvollen, kreativen oder was auch immer für positiven Dingen füllen.

Eines gilt es immer zu bedenken: Wir müssen wachsam sein, da unser Kopf eine gewisse Tendenz hat, immer wieder neues Gerümpel anzusammeln.

Ich hoffe, dass Sie sich anhand der beschriebenen ➜ *Entrümpelungsanleitung* von energieraubendem und störendem Ballast befreien konnten und dadurch in Ihrer Wohnung, Ihrem Haus und in Ihrem Kopf ein gutes Feng Shui herrscht und die Energie, nennen Sie sie *Qi* oder wie auch immer, gut fließen kann.

Persönlich wünsche ich Ihnen, dass Sie Ihr Leben lang von den drei guten energetischen Hausgeistern *Achtsamkeit*, *Selbstfürsorglichkeit* und *Wertschätzung* umgeben und erfüllt sein mögen. Diese haben eine Eigenart, von der Sie profitieren dürften. Sie sind ansteckend. Es ist also sehr gut möglich, dass andere Menschen sich an Ihnen anstecken.

Anmerkungen

1 Wenn in diesem Buch durchgängig nur die männliche Form benutzt wird, so hat das lediglich den Grund, den Text lesbarer zu machen.

2 siehe in Kubny, M.: Qi – Lebenskraftkonzept in China. Definition, Theorien und Grundlagen. Karl F. Haug Verlag, Heidelberg, 2002, S. 3

3 siehe in Kubny, M.: Qi – Lebenskraftkonzept in China. Definition, Theorien und Grundlagen. Karl F. Haug Verlag, Heidelberg, 2002, S. 17

4 Oshman, J. L.: Energiemedizin. Konzepte und ihre wissenschaftliche Basis. Urban & Fischer, München, 2006

5 aus Kluge, F.: Etymologisches Wörterbuch der deutschen Sprache. De Gruyter Verlag Berlin, 1999, S. 317.

6 Kingston; K.: Feng Shui gegen das Gerümpel des Alltags. Rowohlt Taschenbuch Verlag, Reinbek bei Hamburg, 2003

7 Garten, H.: Lehrbuch Applied Kinesiology. Muskelfunktion – Dysfunktion – Therapie. Urban & Fischer bei Elsevier, München, 2004

8 EFT = Emotional Freedom Technique

9 EDxTM = Energy Diagnostic & Treatment Methods

10 Callahan, R.: Leben ohne Phobie. VAK Verlag, Kirchzarten, 2001, S. 53–55

11 in Gallo, F. P.: Energetische Psychologie. VAK Verlag, Kirchzarten, 2000, S. 149.

12 mehr zu den Wirkhypothesen siehe Wilhelm-Gößling, C. (2006). Wirkhypothesen Energetischer Psychotherapie. In Bohne, M., Chr. T. Eschenröder, C. Wilhelm-Gößling: Energetische Psychotherapie – integrativ. Hintergründe, Praxis, Wirkhypothesen. DGVT Verlag Tübingen, 2. Aufl. 2006,, S. 65–86.

13 siehe LeDoux, J.: Das Netz der Persönlichkeit. Wie unser Selbst entsteht. Walter Verlag Düsseldorf, 2003.

14 bei den Fallgeschichten sind die persönlichen Angaben so verändert, dass die Personen nicht wiedererkannt werden können.

15 Selbstfürsorglichkeits-Kompetenz-Dreieck nach Bohne 2007

16 siehe z. B. Ciompi, L.: Die emotionalen Grundlagen des Denkens. Entwurf einer fraktalen Affektlogik. Sammlung Vandenhoeck. Vandenhoeck & Ruprecht Göttingen, 1999.
Oder Ciompi, L.: Affektlogik. Über die Struktur der Psyche und ihre Entwicklung. Ein Beitrag zur Schizophrenieforschung. Klett-Cotta Stuttgart, 1998.

17 siehe Näheres dazu in Grossarth-Maticek, R.: Autonomietraining. Gesundheit und Problemlösung durch Anregung der Selbstregulation. de Gruyter Verlag Berlin, 2000.

18 Bauer, J.: Warum ich fühle, was Du fühlst. Intuitive Kommunikation und das Geheimnis der Spiegelneurone. Hoffmann und Campe Verlag, Hamburg, 2005.

19 siehe auch Damasio, A. R.: *Ich fühle, also bin ich. Die Entschlüsselung des Bewusstseins.* Econ Ullstein List Verlag München 1999.
   und Damasio, A. R.: *Descartes' Irrtum. Fühlen, Denken und das menschliche Gehirn.* Deutscher Taschenbuch Verlag München, 2000.
   Ein sehr schönes und überschaubares Buch zum Thema Intuition hat auch Maja Storch geschrieben. Siehe Storch, M.: *Das Geheimnis kluger Entscheidungen. Von somatischen Markern, Bauchgefühl und Überzeugungskraft.* Pendo Verlag Zürich, 2003.

20 siehe z. B. Csikszentmihályi, M.: *Flow im Beruf. Das Geheimnis des Glücks am Arbeitsplatz.* Klett-Cotta Verlag Stuttgart, 2003.

21 Köthe, M.: *Leidenschaft siegt. Von den Besten lernen: Prominente verraten ihr Erfolgsgeheimnis.* Kösel Verlag München, 2006.

22 Furman, B.: *Es ist nie zu spät, eine glückliche Kindheit zu haben.* Borgmann Publishing, Dortmund, 2005.

23 z. B. Kotre, J.: *Weiße Handschuhe. Wie das Gedächtnis Lebensgeschichten schreibt.* Hanser Verlag München, 2000.

24 siehe auch Branden, N.: *Die 6 Säulen des Selbstwertgefühls.* Serie Piper, 2003.

25 siehe Wilhelm-Gößling C. (2006). *Wirkhypothesen Energetischer Psychotherapie.* In Bohne, M., Chr. T. Eschenröder, C. Wilhelm-Gößling: *Energetische Psychotherapie – integrativ. Hintergründe, Praxis, Wirkhypothesen.* DGVT Verlag Tübingen, 2. Aufl. 2006, S. 76/77.

26 Bartels, A., S. Zeki: *Hals über Kopf. Was passiert, wenn man Verliebte zum Hirnscan in den Computertomografen schiebt?* in: Gehirn & Geist, Nr. 1, 2007, S. 12–13.

27 Tanizaki Jun' Ichiro: *Lob des Schattens.* Manesse Verlag, Zürich, 1987.

28 z. B. Hempen, C.-H.: *dtv-Atlas Akupunktur.* Deutscher Taschenbuch Verlag, München, 2001. Oder: Müller, J. V.: *Den Geist verwurzeln. Die Namen der Akupunkturpunkte als Bindestrich der Psycho-Somatik.* Verlag Müller & Steinicke, München, 2001.

29 siehe in Gallo, F. P.: *Energetische Psychologie.* VAK Verlag, Kirchzarten bei Freiburg, 2000.

30 zur Bedeutung der einzelnen Akupunkturpunkte siehe auch Müller, J. V.: *Den Geist verwurzeln. Die Namen der Akupunkturpunkte als Bindestrich der Psycho-Somatik.* Verlag Müller & Steinicke, München, 2001.

31 siehe auch Elias, J., K. Ketcham: *Traditionelle Chinesische Medizin. Selbstheilung mit den fünf Elementen. Das Standardwerk der chinesischen Heilkunde.* Scherz Verlag bei S. Fischer, 2004.